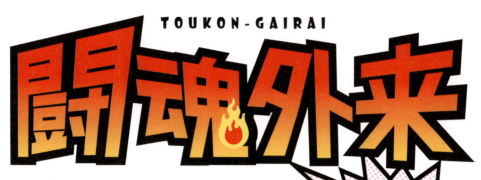

闘魂外来
TOUKON-GAIRAI

徳田安春／編
群星沖縄臨床研修センター長

病歴・フィジカルから情報検索まで
臨床実践力の鍛え方を伝授します

医学生・研修医の君が主役！

羊土社
YODOSHA

謹告

　本書に記載されている診断法・治療法に関しては，発行時点における最新の情報に基づき，正確を期するよう，著者ならびに出版社はそれぞれ最善の努力を払っております．しかし，医学，医療の進歩により，記載された内容が正確かつ完全ではなくなる場合もございます．

　したがって，実際の診断法・治療法で，熟知していない，あるいは汎用されていない新薬をはじめとする医薬品の使用，検査の実施および判読にあたっては，まず医薬品添付文書や機器および試薬の説明書で確認され，また診療技術に関しては十分考慮されたうえで，常に細心の注意を払われるようお願いいたします．

　本書記載の診断法・治療法・医薬品・検査法・疾患への適応などが，その後の医学研究ならびに医療の進歩により本書発行後に変更された場合，その診断法・治療法・医薬品・検査法・疾患への適応などによる不測の事故に対して，著者ならびに出版社はその責を負いかねますのでご了承ください．

はじめに

　この本は，近年われわれが全国の病院で展開している臨床主役型臨床実習の哲学と具体的方法についてまとめたものです．これまでさまざまな実習ガイドが出版されていますが，この本はかなりユニークなものとなっています．闘魂外来の闘魂とは自分自身との闘いであり，実習といえども，臨床現場では自分自身に対してはたゆまぬ監視の眼（incessant watch）で注視し続ける必要性があります．

　この本の内容について簡単に紹介します．まず，『闘魂外来前日の心構え』として，闘魂外来の起源とこれまでの歩み，そして今後の展望を示しました．またこの稿では，医療チームの仲間や患者さんとのコミュニケーションを円滑に行うべきことと，問診と診察におけるアートの重要性についてまとめました．『病歴のとり方』では人間業によるシグナルとノイズの選別に関しての考え方がわかりやすく説明されています．『フィジカル診断』では第七感診察やターゲット診察など，フィジカル診断の歴史を変えるコンセプトとその具体的なとり方が豊富な写真で解説されています．『臨床推論と鑑別診断』では，System 1・2の説明のあと，めまいのケースを例として具体的な鑑別診断のやり方が展開されています．そこでは，OPQRSTやTOSSなどのチェックリストの使い方についても対話方式で解説され，理解しやすい内容となっています．『エコー検査と画像検査の適応』では，豊富な写真と図表により理解しやすくなっており，実践ですぐに応用できるように工夫されています．救急現場ですぐに役立つ内容としては，『心肺蘇生』と『多発外傷』についての稿を立てました．患者救命のために必須のスキルについてわかりやすく解説されています．『検体検査の適応と解釈』では，ベイズ理論の臨床現場での応用方法についてとてもわかりやすく解説されています．学生の立場からみた教育理論の紹介に加えて，メンタリングについての嬉しい経験談も披露されています．『感染症の診断と治療』では，基本的ロジックに加え，グラム染色法の有用性とそのやり方についてまとめています．『薬物療法』では，薬を制するものは世界を制するという言葉が紹介され，薬の重要さがよく理解できるようになっており，ケーススタディでそれを学ぶことができます．『ケースプレゼンテーション』では，関西弁での記述で楽しく勉強できるように工夫されています．ケースプレゼンテーションをマスターしておくと，研修医になってからとても役に立ちます．外来でのトラブルシューティングのために，大切な『患者や家族への説明とフォローアップ』についての稿を読んでほしいです．効果的で円滑なチーム医療を実践するには，『患者・医療従事者とのコミュニケーション』の稿が役に立ちます．臨床問題についての医学的検索と学習方法については，『論文・医療情報の検索のしかたと読み方』が有用と思います．『学生時代・研修医時代の勉強のしかた』では，正直で大胆な提言が紹介されています．生涯学習のあり方について一石を投じていると思います．また，『初期研修病院の選び方とキャリアプラン』や『初期研修医や専攻医になるときの心構え』についての稿は将来医師として成長していくために大切なことが書かれています．

　以上，この本が医学生や研修医の皆様の役に立てば，私たち闘魂外来の著者にとても嬉しいことです．

2017年12月

著者を代表して
徳田安春

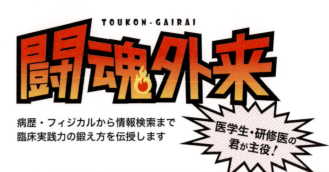

病歴・フィジカルから情報検索まで
臨床実践力の鍛え方を伝授します

医学生・研修医の君が主役！

CONTENTS

- はじめに .... 徳田安春 3
- Color Atlas 8

序章 闘魂外来前日の心構え
自分との闘いがはじまる！
徳田安春 10

闘魂外来の起源　12／闘魂外来の発展　13／闘魂外来の布陣と役割　14／
闘魂外来の実際　14／闘魂祭での振り返り　16／おわりに　17

1 病歴のとり方
スピードとクオリティを両立せよ！
志水太郎 18

スピードとは？　19／クオリティの4C　20／おわりに　27

 インプットの精度は人間業でしかできない　27／
カール・ゴッチとアートの伝承：徳田安春先生との11年を振り返って　28

2 燃える！闘魂流フィジカル
第七感に目覚めよ！
平島 修 30

すべての患者に，最初のフィジカル　31／「第七感診察」と「全身診察」　32／
おわりに　45

3 臨床推論と鑑別診断
フレームワークでもう症候学はこわくない！！
森川 暢 46

臨床推論とは何か　48／フレームワークを活用しためまい診断の進め方　52／
まとめ　58

エコー検査と画像検査の適応
過不足ない検査選択を！
北 和也　59

軽症例でも，胸・腹を打ったらE-FAST　60／骨折の診断にもエコー！　63／
肩腱板断裂の診断にもエコー！　64／
頭部CTはいつ撮る？〜Canadian CT Head ruleとPECARN rule　65／さいごに　67

心肺蘇生
目の前の命に全力を！
徳田隼人　69

救命の連鎖　70／心停止の早期認識と通報　70／
一次救命処置BLS（心肺蘇生とAED）　72／成人の二次救命処置ALS　74／
おわりに　76

多発外傷への対応
苦手意識を吹っ飛ばせ！
三宅 亮　77

受け入れ体制はできているか？　78／外傷チームとは何か？　79／
Primary Surveyの実践　81／上達の心得　82／おわりに　83

 外傷外科・Acute Care Surgeryとの出会い　84

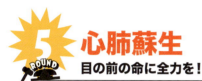
検体検査の適応と解釈
必要な検査を見極めろ！！
和足孝之　85

診断の中での検査の役割　86／
感度（Sensitivity）・特異度（Specificity）をシンプルに理解する　87／
感度が高い検査が陰性であった➡除外に使える（SnNout）　88／
特異度が高い検査が陽性であった➡診断確定に使える（SpPin）　89／
陽性的中率（Positive Predictive Value：PPV）と陰性的中率（Negative Predictive Value：NPV）　90／
有病率・検査前確率　91／尤度比　94／おわりに　98

 The zone of proximal development：闘魂外来と医学部卒前教育　99／
徳田安春先生とムーミンカフェ：メンターの探し方　101／
ジェネラリストとプロレスの考察　102

ROUND 8 感染症の診断と治療
感染症診療のロジックを身につけろッ！
忽那賢志　104

① 患者背景を考える　106／② 感染臓器を考える　108／
③ 病原微生物を推定する　109／④ 抗菌薬を選択する　110／
⑤ 適切に経過観察する　111／おわりに　111

ROUND 9 薬物療法
よく使う薬をマスターしよう！
高田史門　113

総論：薬物相互作用について理解しよう　114／
各論：どんな薬をどう使うのか，ケースで考えてみよう　117／おわりに　125

 アドレナリン？エピネフリン？どっち？？　126

ROUND 10 関西弁でやったれ ケースプレゼンテーション
水野　篤　127

はじめに～プレゼンテーションとはなんぞや～　127／ケースプレゼンとはなんぞや　128／
プレゼンテーションは順番が重要　129／
主観的所見と客観的所見，アセスメントを混ぜない　133／おわりに　137

ROUND 11 患者・家族への説明とフォローアップ
トラブル回避の極意は説明にあり
岸田直樹　138

診断がはっきりわからないとき　140／
患者さんに「絶対大丈夫？」と聞かれたとき　141／
よくある症状のみで受診した場合のフォロー　142／
処置に少し自信がないとき　145／
患者さんに薬の処方や検査を要求されたとき　146／おわりに　147

ROUND 12 患者・医療従事者とのコミュニケーション
これが闘魂外来スタイル！
溝口博重　149

① 医師と患者さんとのコミュニケーション　149／
② 医師どうしのコミュニケーション　151／
③ 医師以外の医療スタッフとのコミュニケーション　153／おわりに　155

目次

13 論文・医療情報の検索のしかたと読み方
素早い情報ゲットのワザを身につけよ！ 　　　　片岡裕貴　157

疑問の分類　158／探し方，読み方の実例　162／質の吟味？　164／
おわりに　165

14 学生時代・研修医時代の勉強のしかた
"楽しいこと"から始めてみよう！ 　　　　宮里悠佑，ドクターと　168

"勉強"といっても何から学べばいいの？　168／臨床に出てからの"勉強"　169／
"闘魂外来"は臨床現場の生きた問題に出会える場　170／
"GIM魂"をもとう！　171／さいごに　172

15 初期研修病院の選び方とキャリアプラン
"臨床力"を養う場はココだ！ 　　　　廣澤孝信　173

理想の研修環境は？　174／研修環境を選ぶポイントは？　175／おわりに　178

 写真を撮ろう！　179／検査室に行こう！　180／闘魂外来の始まり　181

終章 初期研修医，専攻医になるときの心構え
ハイパフォーマーを目指せ！ 　　　　徳田安春　182

Osler式勉強法その一：超然の術　183／Osler式勉強法その二：徹底の術　184／
Osler式勉強法その三：謙遜の術　184／
プロフェッショナル・インテリジェンス　185／おわりに　190

『闘魂外来―医学生・研修医の君が主役！』
燃える！ 闘魂座談会
　　　　徳田安春，志水太郎，溝口博重，ドクターと　191

 闘魂外来に参加した医学生から　197

- 索引　……　199
- 著者プロフィール　……　202

Color Atlas

❶ 患者の頸部（p31, 図1参照）　❷ 健常者（学生）の頸部（p31, 図2参照）　❸ 患者の頸部所見（p34, 図5参照）

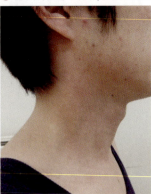
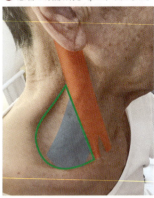

■：胸鎖乳突筋の肥厚
■：斜角筋の肥厚
◯：鎖骨上窩の陥凹

❹ 咽頭痛の診察（扁桃周囲膿瘍）（p35, 図7参照）

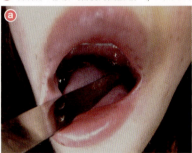
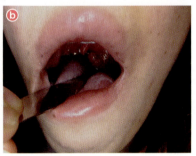

上気道狭窄が疑われる扁桃炎や扁桃周囲膿瘍では開口障害を併発していることが多く，咽頭の評価が難しくなる．ⓐのように咽頭が観察できない場合に，「咽頭異常なし」と判断しないように注意する．舌をさらに押し下げると，軟口蓋の偏位を伴う咽頭の腫大を認めた（ⓑ）．

❺ 喀痰グラム染色像（p110, 図3参照）　❻ 喀痰グラム染色（p110, 図4参照）

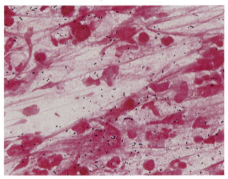
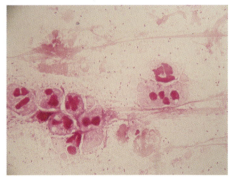

グラム陽性双球菌が多数観察され肺炎球菌が推定される．

グラム陰性小桿菌が多数観察されインフルエンザ菌が推定される．

❼ 尿グラム染色（p110, 図5参照）

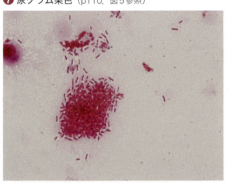

太いグラム陰性桿菌が多数観察され腸内細菌科が疑われる．尿培養では *Klebsiella pneumoniae* が陽性となった．

闘魂外来

医学生・研修医の君が主役！

病歴・フィジカルから情報検索まで
臨床実践力の鍛え方を伝授します

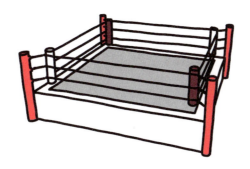

序章 闘魂外来前日の心構え
自分との闘いがはじまる！

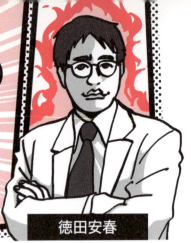

徳田安春

　闘魂外来での闘魂とは自分との闘いである．もちろん，患者さんとの戦いではない．医療チーム内でのバトルロイヤルでもない．なぜ自分と戦う必要があるのか．それは限られた時間内で適切な判断を行う必要があるからである．分単位でのタイムプレッシャーの中で鑑別診断を考え，適切な検査を選択する．そしてまたその結果を解釈する．患者さんとそのご家族の方々に親切で適切な説明を行う．患者さんの同意を得たうえで治療方針を決定しそれを実行する．これらの過程のすべてにおいて，チームメンバーと良好なコミュニケーションを取りながら遂行していく．

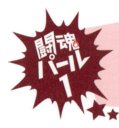

闘魂パール1　闘魂外来は自分との闘い

　救急患者を含めて患者さんの受け入れは原則断るべきではない．入院病棟のベッドが満床であったとしても救急室のスペースがあればそこで初期診断と治療を行うことができる．満床のために救急搬送を断るということはありえないのだ．救急患者がどのような症候で来院してくるかは予測がつかない．つまり予習ができないのだ．これは自分との闘いなのだ．

CASE

　ある寒い冬，土曜日の夕方．地域住民の健康を支える診療所での出来事．地元の大学の医学生である加地祐也くんが実習をしていた．5年生なので，医師免許はまだ取っていなかった．冬休みを利用して，医師である親戚の伯父の医療アシスタントとして自発的な臨床実習を行っていたのだ．もちろん，事前に学務係に

は届けていた．幸運にも，伯父の診療所は地域医療実習の受け入れ機関でもあったので，大学からの承認もすぐに取れたのだ．

　夕食中の伯父の代わりに診察室の椅子に座りながら『闘魂外来 ―医学生・研修医の君が主役！』を読んでいた．ちょうどそのとき，30代女性が受診した．5日前からの発熱，咽頭痛，咳．生来健康で薬歴もない．風邪かなと思ったが，システムレビューのための追加問診でかなりの倦怠感と体動時の動悸があることがわかった．親切なベテラン看護師さんによるバイタルチェックで，血圧とSpO$_2$は基準範囲内であったが，125の頻脈と23の頻呼吸があった．

　単なる風邪ではないことが，加地くんにはすぐにわかった．『闘魂外来 ―医学生・研修医の君が主役！』を読んでいたからだ．慣れないながらも，迅速な診察を行ったところ，頸静脈圧の上昇をみつけることができた．「緊急性の高い疾患だ」と感じた加地くんは急いで隣の部屋にいる伯父を呼んだ．伯父は食事を中断して数秒以内に飛んで来て心臓の聴診を始めた．心尖部にベルを当て，S3ギャロップがあると判断した．その間に心電図機器を準備していた加地くんは，ささっと，心電図を取った．波形の異常を認めた心電図を見た瞬間，伯父の眼が鋭く光った．「考えられる診断は何だ？」と伯父が言った．「急性心筋炎と思います」と加地くん．伯父は黙ってうなずき，携帯電話で救急車を呼んだ．

　患者さんをストレッチャーに乗せて車内に移動させた加地くんは伯父とともに救急車に乗り込み，加地くんの所属する大学病院に同行した．インフルエンザによる心筋炎が疑われた．感度の良くない迅速抗原検査では陰性であったが，入院後のペア血清検査でその診断が確定した．患者さんがCCUに入院中，何度か加地くんは面会と診察に訪れた．回復傾向であることにホッとする加地くん．患者さんにとても感謝されて嬉しく感じた．

　1週間後に予定されていた年度末の臨床医学のテスト勉強へのモチベーションが上がっていることが，加地くんの胸の中でも感じた．そのおかげもあって，テストでは学年トップの成績をあげた．そのことを伯父と看護師さんはとても喜んでくれたが，加地くんにとっては，患者さんが完全回復して無事に退院したことのほうが嬉しかった．

このケースは加地くん（仮名）という医学生が単独で闘魂外来を行っていたというリアルストーリーである．地元の病院で闘魂外来が行われなくても，加地くんのように，独自システムとしてのひとり闘魂外来を密かに行うことは可能なのである．その場合の成功の秘訣は，臨床能力と臨床教育に対する情熱，そして人徳のある指導医を探して，弟子入りすることである．

闘魂外来の起源

　2009年にスタートした闘魂外来．そのきっかけはあるひとりの医学生Hくんであった．当時5年生のHくんはその年の夏休みを利用して海外の病院に実習をする機会を得ていた．はじめはアメリカに出かけた．アメリカの医学生が医療チームのメンバーの1人として患者さんのケアに参加しているのを見て，Hくんは驚いた．しかしもっとびっくりしたのはそのあとに訪問したバングラデシュであった．世界の最貧国のうちの1つでもあるバングラデシュにおいて，そこの医学生が素晴らしい役割を病院の医療チーム内で果たしていたことに，Hくんはショックを受けたのだ．

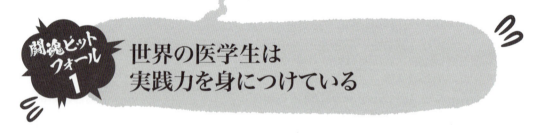

闘魂ピットフォール1　世界の医学生は実践力を身につけている

　Hくんは帰国後，当時水戸にいた私のもとに相談に来た．どうすればアメリカやバングラデシュの医学生のように臨床能力をアップさせることができるのか，という相談であった．「それは実践ですね」と私は答えた．「今日の夜は私が当直する予定なので一緒に診療の実践をしよう」と呼びかけると，Hくんは「ぜひお願いします」と答えた．
　それからHくんは私の当直や日直に必ず参加するようになり，さまざまな患者さんを診療する機会を得ることができた．急性心筋梗塞，脳血管障害，肺炎，肺がん，肺気腫，肝硬変，外傷，小児の発熱など，コモンディジーズが中心だ．Hくんがこのように臨床能力を凄まじくアップさせていることが同級生の間で瞬く間に広がった．

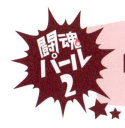

闘魂外来で実践的な臨床能力がつく

闘魂外来の発展

　口コミのパワーはすごかった．Hくんの同級生数人がグループで参加するようになり，その頃から闘魂外来とよぶようになった．ソーシャルメディアが発達した近年ではこのような情報は大学を超えて広がる．モチベーションの高い全国の医学生グループに知られるようになり，相次いで参加希望の連絡が入るようになった．われわれは事務局を立ち上げて『燃えるフィジカルアセスメント』のブログもスタートさせた．このブログはもともと闘魂外来への参加希望者に対する情報提供を目的としたものであった．

　さらには，ブログのアナウンスメント効果もあり全国から希望者が殺到したため順番待ちの状況となり，ウェイティングインターバルは約3カ月となった．医療ジャーナリストの取材を受けるようにもなった．そしてメディカルスタジオの協力を得て，YouTubeにプロモーションビデオをアップ．読売新聞にも取り上げられ，一般の人々にも知られるようになった[1]．2014年度からは闘魂外来の全国展開をスタート．北は北海道の留萌の病院から，南は四国の十全，沖縄の徳洲会まで，さまざまな病院で闘魂外来を敢行している．

　Hくんは実は本書にも執筆している廣澤孝信先生だ．今は指導する立場になっている．

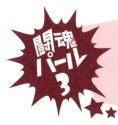

情報戦では口コミに加えてネットも用いる

闘魂外来の布陣と役割

　闘魂外来には事務局がある．本書の著者メンバーのひとりでもある溝口氏が率いるNPO法人医桜の中にあり，闘魂外来の数カ月前から主催病院での説明会の開催や参加医学生の募集活動，地元メディアへの連絡などを行ってくださっている．闘魂外来を支える重要な役割だ．

　闘魂外来の医学生定員は1日原則9人である．3チーム制で1チームあたりの医学生定員は原則3人だからだ．患者さんを診察する際には，まずひとりの医学生がメインの担当者となり，問診と診察を行う．その際に，もうひとりの医学生は電子カルテへの打ち込みを行う．残りのひとりは診察の介助を行う．

　指導担当の研修医（またはシニアレジデント）と指導医も各チームに1人ずつ配置される．電子カルテの操作を指導してもらうために，研修医のみなさんは原則として主催病院からの参加をお願いしている．検査や薬剤，輸液などのオーダーを出す際には病院の医師である必要があるためでもある．

　指導医は全員で6人程度の布陣である．徳田安春闘魂外来医長兼会長を中心とした院外指導医（ゲスト指導医）が3〜4人程度，そして院内指導医が1〜3人程度となる．各チームには最低ひとりのゲスト指導医が所属してリアルタイム指導を行う．

　闘魂ナースも数人参加して指導のサポートをしてくれる．医療事務のみなさんも患者さんへの案内や説明，輸液の組み立て，そして医療機器の準備などの重要な役割を担う．医療事務のみなさんはまた，各チームへの昼食の案内なども行ってくれる．

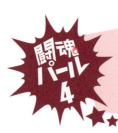
闘魂パール4　現代医療はチーム医療

闘魂外来の実際

　闘魂外来の主戦場は土日または休日の救急外来または初診外来である．3チーム制であれば，診察室が3ブース割り当てられる．ブース間の移動ができる裏スペースに，ホワイ

図1 闘魂外来の風景（島根県大田市立病院にて）

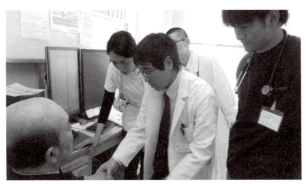

トボードを立てて，各チームが診察を受け持つ患者さんの氏名・年齢・性別・主訴・診察後の計画（帰宅または入院）を指導医が記載する．それをパッと見るだけで，各チームがどのような患者さんを診察しているかがリアルタイムにわかる．

　闘魂外来の実施について指導医がインフォームドコンセントを患者さんから得る．承諾が得られた患者さんの診察では，指導医と研修医が付きながら，3人の医学生が知恵を振り絞って診察を行う．指導医1人と研修医1人と合わせると5人のチームとなる．重症患者さんや緊急度の高い患者さんの場合，指導医による早期介入が行われる．その場合，バイタルサインのチェックも医学生が自ら行う．血圧・心拍数・呼吸数・体温の測定などだ．

　各患者さんの診察後には，指導医とのディスカッションが行われる．医学生はまず，本やスマホを見ずに鑑別診断をあげなければならない．そして，必要な検査をあげる．検査結果が出たらその解釈もさせられる．検査結果に応じた治療方針も聞かれる．輸液療法の場合，どのような種類の輸液製剤を選択するか，そしてその根拠は何か，さらには投与速度も聞かれるのだ．フィジカル診断が必要なケースでは，徳田が適宜「乱入」して，リアルタイムに診察を指導する．

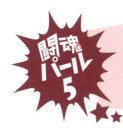

診察はアートでありその教育にはリアルタイム診察が効果的

闘魂祭での振り返り

　振り返りのセッションは"闘魂祭"と呼ばれている．"祭"と名がついているが，かなり中味の濃い議論が展開される．日本の祭はもともと農作物の豊作を祈るために行われるようになったものが多い．真剣に行われるイベントなのだ．

　闘魂祭では，チーム別の座席配置で行う．会場の前方または中央に設置されたリングの上に，それぞれのチームの医学生メンバーが登る．そこからケースプレゼンが行われ，リング外の医学生や研修医，指導医からの質問攻めにあうのだ．しかしこれらの質問はユーモアも交えた温かく穏やかなもの．会場全体の雰囲気はすぐにアットホームなものになっていくのだ．

　質疑応答の後には徳田を中心とする指導医からのワンポイントレクチャーが行われることがある．あるいは，問診や診察の所見に議論があり入院となったケースで，患者さんの状態が安定していて，かつ承諾を得ることができた場合には，会場に患者さんをお招きして，診察を行うことがある．==診察手技のアートでは個人間の差が大きいために，所見の見逃しが生じることもある==からだ．

　例えば，原因不明の両下肢浮腫のケースで，会場での再診を徳田が行ったところ，頸静脈でのKussmaul徴候と心臓聴診での拡張期ノック音を確認することができ，収縮性心膜炎の診断がついたこともある．

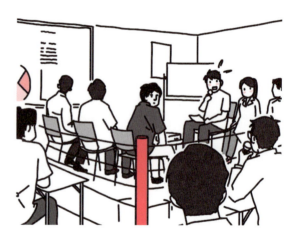

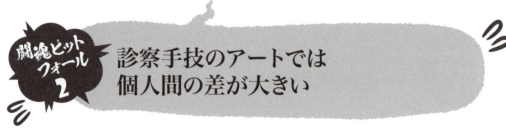

闘魂ピットフォール2　診察手技のアートでは個人間の差が大きい

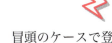

おわりに

　冒頭のケースで登場した医学生の加地くんのように，やる気があれば闘魂外来はどこでも可能である．前述［p12］の条件を満たす指導医を探せばよい．そのような医師はどの地域にも必ず存在する．研修医向け教育的医学雑誌（例：レジデントノート）の記事を書いている医師などに積極的にアプローチするとよいだろう．

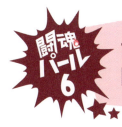 能力と情熱のある医師に弟子入りして臨床能力を鍛える

参考文献
1）徳田安春：医学生の試練「闘魂外来」．Dr徳田の「総合診療の出番です」，ヨミドクター，読売新聞ホームページ［https://yomidr.yomiuri.co.jp/article/20151008-OYTEW55241/］

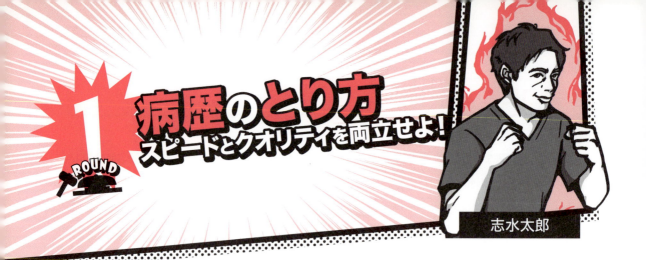

ROUND 1 病歴のとり方
スピードとクオリティを両立せよ！

志水太郎

　闘魂外来とは救急外来を主戦場とした，医学生の参加型臨床実習である．その目的は，卒後すぐに最前線となる学生・研修医らに臨床の面白さを感じてもらう機会を提供すること，そして実際に現場ですぐに動ける実践的な臨床力の基盤をつけてもらうことである．2009年の闘魂外来のスタート時から，筆者が指導として心がけているのは「スピードとクオリティを両立させる」ことである．医者の初期の訓練で最も大事な現場は救急外来であると筆者は考えている．その理由は，緊急では調べる間もなくその場に即応して瞬時に動く力が必要とされ，その訓練は学年が上がって指導側に回ると最前線で行うことは難しく，さらに，救急こそ，その訓練を積むには最適な場所だからである．その現場で必要なのは，限られた状況でもいかに的確・広範に情報を集め，勇気をもって判断し，自らの限界を知り，患者を含めたチームで最大のアウトカムを出すかである．鋭敏な察知力，思考力，そして思いやりである．そのアウトカムが「スピードとクオリティ」である．

CASE

　特に既往を指摘されたことのない，30歳男性，県職員．最近結婚した妻と2人暮らし．3カ月前からの発熱，悪寒．2カ月前から首のあたりに違和感があった．近医を受診したが，風邪と言われて抗菌薬を処方され，わずかに軽快したと思ったが，結局微熱がつづいたため自宅で様子を見ていた．職場から心配されて大きい病院で調べたらどうかと言われていたが，忙しさのためなかなか受診できなかった．しかし本日高熱があったため，困って救急外来を独歩で受診した．熱が上がっているためか本人はしんどそうでぐったりしていて，同伴の妻も心配そうにこちらを見つめている．妻は，前の病院で夫の症状の原因がはっきりわからないと言われたことからこれまでの経緯に不服そうである．ちょうど診察の時間になって挨拶したとき，奥から看護師の声がして「あと10分でショックの患者が運ばれ

てくるので先生，準備をよろしく」と告げられた．

　救急外来では診断・治療ともに重要だが，本稿では特に診断と密接にかかわる病歴の技法について触れる．各論は成書に譲り，最も本質的で重要な総論的なことに焦点を当てることをこの稿の方針とさせていただきたい．ここに書かれる要点は，理解に時間がかかることかもしれない．しかし，もし仮に今わからなくても，きっといつの日か身にしみてわかるときがくると思う．闘魂外来に参加したメンバー，参加するメンバー，そしてする予定のないメンバーにも，この稿を通じて志水が皆に闘魂注入したい．

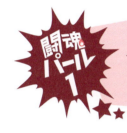 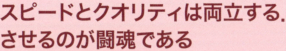 スピードとクオリティは両立する．させるのが闘魂である

スピードとは？

　闘魂外来の現場は救急外来である．闘魂外来でも，筆者の現在の主戦場"獨協総診"で行っている闘魂外来ののれん分け"とらのこ★外来"でも，学生や初期研修医が新規患者にかけてよい病歴とフィジカルアセスメントの時間は15分と決めている．15分以内にいずれの形で一度最初の情報収集を終え，その時点で後ろに控える上級医にプレゼンをし，その後上級医と一緒に診察する．ショックの患者であれば話は別だが，そこまで急がない患者でも，15分あればおおよその情報は収集できるという経験則からこの時間を設定している．逆に，15分で重要な情報をまとめられるかが訓練の大まかな目安になる．

　しかし，「15分で何とかまとめられるようになるように」と最初から指導しても，多くの場合はうまくいかないだろう．以下に述べるクオリティを上げる訓練を行いながら，同時に時間内になるべく早く情報を集めるようにするにはどのようにしたらよいか，という工夫を考えるようにすれば，いつしかスピードのある病歴・フィジカルアセスメントが実行できるようになる．この稿ではフィジカルアセスメントについては扱わないが，例えばフィジカルを確認しながら病歴を訊く（例えば，どこか体の疼痛を訴えた患者であれば，

痛みの場所を先に観察しながら病歴を訊くということ）などの工夫はその時短の方法の一例である［フィジカルについてはRound 2（p30）を参照］．

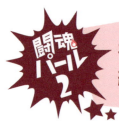
初診は15分で病歴・フィジカルアセスメントを終える．そこに照準を合わせスピードを意識する

また患者が診察室に入る直前までに少しでも待てば，それは「待たされた」と感じる患者がいるかもしれない．そのため，具体的な病歴のスタートはいつもこうだ．

> キーとなる問いかけ
> 「お待たせして申し訳ありません．今日はどうされましたか」

その後はとにかく，30秒くらい集中して相手の話を遮らず，カルテの手を止めて話を訊くことが重要である．この出だしで，患者はこちらが「話を訊いてくれる医者だ」という印象をもってくれる可能性が高い（経験則）．

クオリティの4C

スピードを担保してクオリティを高く保つには，クオリティの高い病歴をまずどのように再現できるかの訓練が重要である．クオリティが高い病歴を得ることができればより正確な診断に近づく．そうすれば治療介入までの時間が短縮され，全体的にEfficientなケアにつながるだろう．

クオリティが高い病歴の再現には，"4C"の原則が重要であると自著『診断戦略』（医学書院，2014）[1]に詳述した．4Cとは表1に示すとおりである．

表1　質の高い病歴をとるための4C

❶ Control	場の支配
❷ Clear mind	心が澄み切っていること
❸ Compassion	思いやり
❹ Curiosity	患者に対する興味

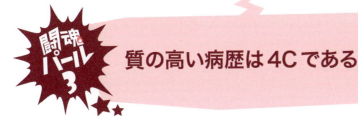

質の高い病歴は4Cである

　救急外来には予測不可能の症状や状態の患者が来院する．まず，目の前に患者が来院するまでIDでもわからない限り，前情報はゼロのはずである．救急外来では目の前に患者が突然来訪し，その場での即応が必要なため，予習は多くの場合不可能である．

❶ Control　場の支配

　その場のコミュニケーションを誰がコントロールしているか，という意味である．

a．患者の声に耳を傾け，話を妨げない

　通常は患者が支配する．筆者の病歴の恩師の1人，Dr. Mark H. Swartzの言葉を借りれば「病歴は患者が導いてくれる」ものである．それを大切にすると，患者の声に耳を傾け患者の話の赴くままに病歴をトレースすることで，患者に負担なく病歴が再現できる．もちろんそれだけでは不十分なこともあるので，こちらがもう少し深く訊くべきところを「それはどうしてですか？」「もう少しそこを詳しく話していただけますか？」などと，話を発展させる形で要所要所でこちらにコントロールを移すこともできる．要は，可能な限り患者を妨げないことである．「そういうことはわかっています」「そういうことを聞きたいのではなくて」など，会話を封じるようなこちらからの問いかけで生まれるものは何もない．ラポールの観点から，多くの場合は一度会話を遮られてしまうと，されなかった場合よりも予定以下の情報量になってしまうだろうことは経験則的に言える．また，患者の先の言葉を遮ることこそ，すでにその医師がアンカリングの罠に陥ってしまっている可能性があり，「遮ることはアンカリングの証」と考え，出かかった言葉をグッとこらえることも大事である．少なくとも病歴の全体像をつかむまでは，コントロールをこちらにもってくることはあくまで軌道修正のときのみと心得る．また，病歴を訊き始めた最初の30秒程度は，相槌さえ打たないくらい，とにかく全力で集中して患者の目を見てその話に集中すること（Concentration）が重要である．

b．患者が発する非言語的なサインにも気を配る

　患者の診察は，実は病歴よりも先にフィジカルアセスメントから始まっている．患者に集中して話を訊くことはもちろん，語る患者の佇まいや表情，服装や指先など，全体が発する非言語的なサインにも気を配るようにすると，思わぬところで重要な観察点の糸口が

つかめるかもしれない．

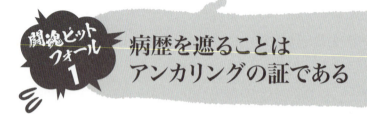

キーとなる問いかけ
「なるほど，わかります」
「どうぞ，続けてください」

闘魂ピットフォール 1 　病歴を遮ることはアンカリングの証である

❷ Clear mind　心が澄み切っていること

　Clear mindを一言で言えば，「どんなストレスにも動じない精神力」である．今っぽく？言えば「メンタル強い」，ということになると思うが，古くは「明鏡止水」や，1893年にJohns Hopkins大学を創始したビッグ・フォーの一角，内科医Dr. William Oslerの（または第15代ローマ皇帝Antoninus Augustus Piusの）言葉「平静の心：Aequanimitas」にあるように，現場が忙しくても，理不尽な状況であっても，患者に凄まれても，自分は周りの環境に影響されずに，一喜一憂せずいつも波一つない水面のように心を保つことである．救急外来を受診する患者は不安に満ちている．そのような状態のときに，安定したクオリティで病歴を訊き，精度の高い病歴を再現するためには，こちらの精神状態が不安定では元も子もない．ラポールの形成もおぼつかないだろう．

　闘魂外来でも，現場特有のさまざまな瞬間的ストレスがかかる．救急や急性期の現場は不確実性に溢れた，急激なストレスの多い場所である．そんなときに医師という職業における根本的な仕事に対する姿勢，そして総合力が試される．横風にぶれずに，為すべきことをいかに着実に的確に行うか，それが試される．

　また，闘魂外来で試され鍛えられた精鋭たちには，その後もより長期のスパンでのストレスがかかるだろう．何事においても言えることだが，自分の目の前に起こるさまざまなことに過度な期待をせず，落胆もせず，感情に左右されないこと．そして，哲学者Thomas Carlyleの言葉にもあるように，重要な仕事は遠くにある霞んだものではなく，目の前のはっきりと見えるものであり，それを実行する．目の前のことに真摯に冷静に取り組むことで，平常と同じようなパフォーマンスができ，最終的な到達点は高いものになることは歴史的な実証でも多く示されている．

❸ Compassion　思いやり

　闘魂外来に集まる生徒たちは，熱心な学生や研修医が多い．それはPassion（情熱）があり大歓迎だが，当初から闘魂外来では，このPassionに加え，影のカリキュラムとしてCompassionを大事にしてきた．闘魂外来という忙しい実習のなかでClear mindを保ちつつ，いかに困難な状況にいる患者側の気持ちにベクトルを合わせ，的確に冷静に情報を集めることができるか．その過程で大事なことは，表面的なラポール形成のスキルではなく，本当に患者のことを考えて行動する基本となる相手の状況を慮る想像力であり，それこそがまさに"思いやり"である．そして，この思いやりは同じく患者ケアに携わるチームや看護師，技師などのメンバーに対しても行うことが必要である．この稿は病歴の稿だが，このCompassionを真にもつ者は患者だけでなく，須らく周りの人に対してもCompassionを発揮できる．Compassionとはそういうものである．

　筆者が4Cで取り上げた4つのなかで，学生や研修医に最初に習熟をお願いするものは，何をおいてもこのCompassionである．医学知識，鑑別診断，それはもちろん重要である．しかし，何をおいても，いつになっても初心を忘れない，優しいお医者さんになってほしい，それが後輩達への筆者の最大の願いである．

❹ Curiosity　患者に関心をもつこと

　この項目こそ，筆者の病歴技術における最大の師であるLawrence M. Tierney Jr. 先生から学んだことである．

a．患者に関心をもっていることを行動で示す

　いつもTierney先生がするように，筆者も許される限り，初診患者のベッドサイドや対面の場で，優しく患者の腕に触れる．それは，それが自分が患者に関心を抱いているということを示す最大の敬意だと思うからである．そして，いったいこの方の半生はどのようだったのだろう，触れた腕の先にある手は，この半生のなかでどのように動いて，握って，触ってきたのだろう，どのような仕事をしてきたのだろうと思う．そのようにしていると，そのうち手を見ただけで職業を大まかに推定できるようになる．本当に当たることがときどき

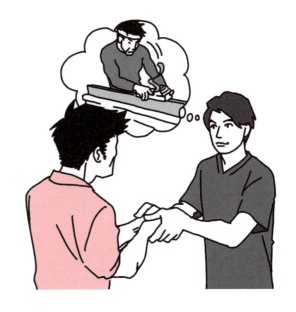

あり，そこで大きなラポールを形成することにもつながる．多くの場合，患者は不安が強く，また目の前の医師に対しても不安や猜疑心を覚えている可能性さえ（残念ながら）ある．しかし「私はここにいて，あなたという患者をケアすることに関心をもっているのです」というサインを行動で示すことが，われわれが思う以上に患者の心に響くことがあると筆者は信じている．その人間と人間の対話の可能性を闘魂外来の場を通して伝えたいと筆者は行動してきたつもりだ．

b．病歴を丁寧に追える範囲まで追求する

　Curiosityに関する病歴の部分について，筆者が初期研修のときに出会って今でも大切にしている論文を紹介する．短いのでぜひ読んでほしい．Tierney先生の論文である[2]．この論文は随所に重みのある教えが光っているが，こと病歴において，「包括的に行われた病歴こそ，診断に結びつく医師―患者の交流におけるもっとも重要な部分である」，という点は反芻に値する．Tierney先生によると，その重要性にもかかわらず包括的な病歴は過小評価される傾向があり，それが"医原性"の患者に対する不利益につながっているということである．

　ひとつに，過去の情報である．過去のカルテに多くの診断に寄与する情報が眠っているにもかかわらず，それを（関心をもち）レビューする努力を怠ることで本来見つかるべきものが見落とされていることがよくあるとのことである．Tierney先生は論文中で，以前から大きさの変わらない肺の孤発陰影がX線でみられていたにもかかわらず，それを見ていないことで，不要な生検が行われそれが気胸につながったというエラー事例を挙げている．過去の病歴や社会歴を見落とすと，本来包括的に見れば全く違った患者の全体像になるはずが，現在起こっていることだけにアンカリングしてしまい，全く違ったアセスメントにつながってしまうことは多い．また，過去に医者の変更や入院が繰り返されたりすることで，重要な既往歴や必要な薬剤治療が"落ちて"しまっていることもよくある．このようなエラーは予防可能であり，病歴を丁寧に追える範囲まで追求する姿勢や病歴に対する関心が大事である．紙カルテであっても電子カルテであっても追えることには変わりがなく，そこはNo excuseである．また，自院に情報がなければ以前にかかった病院を聞き出し，連絡して情報を収集することもできる．かかりつけのクリニックが休みの場合はやむを得ないが，それでも後日問い合わせることや，来院していない身内の方や近しい方に連絡をして情報を集めようとする習慣は，病歴をクリアに再現するといううえで重要であり，等しく求められる基本姿勢であると筆者は考える．

c．社会歴，性行為関連の病歴の重要性

　"包括的"ということは，単に時間軸を意識した生物医学的な病歴の把握という意味にとどまらない．その患者の生活史，社会歴にも範囲を広げ，患者の全体のContextに興味を

示すことである．先述のWilliam Osler医師の言葉のひとつである，「良い医師は病気を治す，偉大な医師は病気をもつ患者を治す」の言葉を聞くに，人生の中で病をもつに至った経緯は患者ごとにあり，その患者を治すためには，社会歴も含め全体の把握が必須である，と考えられる．このことが2014年のNew England Journal of Medicine誌でも言及されていたという事実は，すでに世界規模で社会歴の重要性を強調しなければならない時代なのだ，というメッセージとして記憶に新しい[3]．

　社会歴と同様に重要に扱われ，また特にデリケートな話題に性行為関連の病歴がある．生物医学的にも社会医学的にも，性行為関連の病歴が診断や治療に重要なヒントを与えてくれることは多い．その重要性は明らかである一方，フォーマルな性行為感染症の病歴のとり方は国際標準とよぶほどの方法論のエビデンスには乏しい[4]．とはいえ，その病歴を忌避するのではなく，場の空気を読み，社会歴の中の自然な話題として「訴えの原因究明のための情報として必要です」という姿勢を示しつつ，会話のコントロールをこちらで預かりながら患者に訊くことが重要である［※注：このような病歴技法の細かい訓練は，医学教育の先進国の1つである米国でさえ，多くの医学校で確立されていないという[5]］．

d．患者に関心をもてば自然と質問ができる

　この一連の広範な情報はしかし，チェックリストを埋める作業ではない．他の稿［Round 3, p46］で紹介されるような鑑別診断の訓練などを通し，話を訊き始めるにつれ頭の中で広がる鑑別診断のもっとも考えられそうな"アタリ（「診断戦略」[1]ではPivotとよんでいる）"に基づき，患者の話の流れと合わせて自然と興味のある質問が浮かぶはずである．また，仮にそれが浮かばなかったとしても，目の前に何らかの縁で患者として現れたその個人に対して興味・関心がありさえすれば，少なくともその日受診に至った動機や背景，そして話の流れに興味をもつことができるだろう．

　この項目の冒頭の話に反して，見ず知らずの他人にそこまで興味をもてない，と思われるかもしれない．しかし，もしその方が，年齢性別が近い自分の身内だったとしたらそこまで興味をもてないといえるだろうか？　そう考えたとき，最初は難しいかもしれないが，患者に興味をもつということは，それだけ緊密な近親者との間合いに近い緊密感を再現できるかどうかが試されている．そしてそのことが病歴のクオリティに寄与する可能性が高いことを強調したい．

e．Why？とHow？クエスチョン

　患者に興味をもつ，ということをいくつかの視点から紹介した．救急外来において，具体的に筆者が使用する問いかけはいくつかに絞っている．なかでも重要なものがWhy？とHow？クエスチョンである．これらは，Open ended questionのなかでも特に新しい病歴の側面を提示する可能性が高く，有効な場合が多い．

> **キーとなる問いかけ**
>
> 「どうして～と思ったのですか？」（Why？）
> 「どのように～するのですか？」（How？）
> 「それにしてもどうして，この時間に受診されたのですか？」（Why？）
> 「普段はどのような生活をされているのですか？」（How？）

また，会話を促す質問も有効である．

> **キーとなる問いかけ**
>
> 「その部分をもう少し詳しく教えてください」

ちなみに，この「～教えてください」という言い方は丁寧に聞こえるため，「～はどうですか」ばかりだと無味乾燥になりがちな病歴の対話で有効である．

このようなOpen endedな質問を通し，4Cを使い分けながら患者の病歴をきれいに描出していく．この部分が中途半端になると病歴が立体的に組み立てられず，平凡なチェックリストを埋めるかのような歪な病歴が出来上がる可能性もある．そうではなく，丁寧に病歴を再現できれば，その過程で浮かび上がった鑑別診断が容易になり，それについてより特異度の高い，Yes, Noで答えられるような質問に切り替えていくことも結果的に容易になる．急がば回れである．

…さて，冒頭のケースに戻る．ここまで聞いたあなたならどのように行動するだろうか．目の前に不明熱の患者がいる．本人はしんどそうで，妻は医療不信に陥っている．何とかラポールを形成する必要があり，しかしそんなタフケースにもかかわらず，不意に次の患者がすぐにショックで搬送され対応しなければならない．誰しもが経験しうる日常風景である．そんなときにも，平静の心を忘れず，目の前の患者の気持ちに負担をかけることなく，安心させ，そのうえで適切な采配でタイムマネジメントする必要がある．次に来院するショック患者の対応は至急であり，その前の空いている10分間で，不明熱患者の最初の情報収集を的確に，スピードとクオリティを担保して行う必要がある．一朝一夕にはいかないが，これが現場の実際であり訓練の場となる．実践はやってみないとわからないが，まずはここに記載したクオリティの4Cから意識してほしい．

おわりに

　病歴の技法の訓練について，根幹となる最重要点に触れた．スピードとクオリティの両立が急性期医療には必要だが，訓練の初期においてはクオリティの重点化がその基本をなす．クオリティの要点は4Cであり，これを徹底的に意識して日々の臨床に臨むのがよい．最初は難しいと感じても，あきらめずに訓練を続けていればある時，ふと自然に実行できている自分に気づくときが来るだろう．臨床の強さは強靭な基礎訓練の反復の上に宿る．

最初が最も肝心です．応援していますよ．迷ったら，いつでも私たち闘魂外来の門を叩いてください．力になります．

引用文献
1)「診断戦略〜診断力向上のためのアートとサイエンス」（志水太郎/著），医学書院，2014
2) Tierney LM Jr：Iatrogenic illness. West J Med, 151：536-541, 1989
3) Behforouz HL, et al：Rethinking the social history. N Engl J Med, 371：1277-1279, 2014
4) Coverdale JH, et al：Teaching sexual history-taking：a systematic review of educational programs. Acad Med, 86：1590-1595, 2011
5) Gotterer GS, et al：A program to enhance competence in clinical transaction skills. Acad Med, 84：838-843, 2009

参考文献〜もっと学びたい人のために
1)「平静の心〜オスラー博士講演集」（William Osler/著，日野原重明，仁木久恵/訳），医学書院，2003
2)「医師の感情〜「平静の心」がゆれるとき」（Danielle Ofri/著，堀内志奈/訳），医学書院，2016
3)「How Doctors Think」（Jerome Groopman），Mariner Books，2008

インプットの精度は人間業でしかできない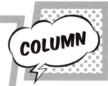

　最近，人工知能を用いて診断や転倒予測の精度を高めるシステムの開発者との対談を"診断"のテーマで行った．その際に話題の焦点となったことは，人工知能は重要と思われる情報にラベルをつけることはできても，その生データは収集できないうえ，精度の高い，またはサウンド/ノイズ比（サウンド＝必要な情報，ノイズ＝不必要な情報）の高い情報を見つけて拾い上げることは不可能である（少なくとも現時点では）ということだった．いかに優れた診断アルゴリズムがあっても，そのアルゴリズムに病歴という生データを精度高く再現で

きるのは人間である．つまり，質の高い病歴は人間業でしか為しえないということが現状とのことである．人工知能は与えられたフレームの中での機械的計算や情報のラベリングは得意だが，テキスト情報やデータ自体を生み出す能力をもつには（少なくとも現時点では）至らない．「人を理解するのには機械ではなく，人であるということを忘れてはいけない」という有名格言もある通り，人工知能の世の中になった今もこの言葉は変わらず重要であると感じる[1]．

カール・ゴッチとアートの伝承：徳田安春先生との11年を振り返って

▶ カール・ゴッチのジャーマンスープレックスホールド

突然だが，イラストは"プロレスの神"カール・ゴッチのジャーマンスープレックスホールドである．終戦直後時代のカール・ゴッチ全盛期のものである．この技は別名「人間橋」ともいわれるように，術者の高いブリッジとその反りを特徴とし，単に格闘技の技ということを超越した美を感じさせる．また，ゴッチ式としては相手の背中に顎が刺さっており，術者の顔を保護するように顔をやや側方に

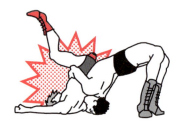

カール・ゴッチ

捻っていること，また前腕の筋群が収縮していることから見て取れるように抱えた臍のところで両手を強くクラッチしていることなど，美しいジャーマンスープレックスを決めるためのアートが随所になされている（筆者の父より伝聞）．それでは下の3枚のイラストを見て，何を感じるだろうか．これらはゴッチ時代のプロレス技としては超級の大技，最終兵器と言われたこの技が，日本においてその弟子らに受け継がれたものである[2]．ゴッチの弟子らであるヒロ・マツダ，アントニオ猪木，そしてその弟子である佐山聡（初代タイガーマスク）らに伝承されたジャーマンスープレックスホールドは今もって，輝きを放ち人々に語り継がれている．いずれも微調整と改善を加え，いずれも師匠のものに負けずとも劣らない，美しく力のあるジャーマンスープレックスホールドである．

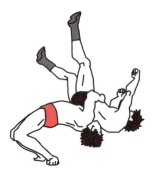

ヒロ・マツダ

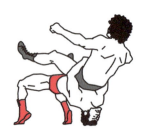

アントニオ猪木

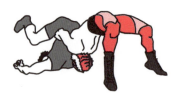

佐山 聡

▶ 優れたアートは伝承される

優れたアートは伝承され，そして後進に実践され次世代に繋がっていく．闘魂外来の前身は水戸協同病院において，徳田安春教授の学生救急実習受け入れをベースに具体的な形として2009年に開始された．のちに闘魂外来医長（現・会長）を徳田先生，そして副医長（現・医長）を自分として院内外向けの教育イベントとして成長していった[3]．その後闘魂外来は参加型実習教育の可能性がクローズアップされるとともに水戸協同病院を飛び出し全国に"輸出"され，その他本書の著者としても登場する数多くの医師らが闘魂外来の指導医として次々と参画・活躍し，全国的な一大教育ムーブメントとなった．この過程には"闘魂"というアートの伝承があり，国や施設を超えた教育の爆発があった．そのようななか私自身この"闘魂"を通し，まさにゴッチから猪木が学んだように，日本の総合診療の巨人，徳田安春先生の背中を追いながら数多くのことを貪欲に学んだ．もともと徳田先生との出会いは研修医2年目の時の偶然の出会いだったが，その臨床技法，お人柄，リーダーシップに魅かれ，非常に近い距離での師事を申し込み，重点的な指導を受けた．以来11年，公私ともにさまざまなご指導をいただいたことは私の血肉となっている．「桃園の誓い」ではないが，今でも変わらず少し年の離れた兄のように慕い，リスペクトを忘れた日はない．プロレスという共通言語があったのもきっとご縁だと思う．

▶ 師を超えるために

「Taro, 医師の最大の成果はどれだけ自分を超える弟子を育てたかだよ」と，今から8年前の秋，米国における臨床の父であるTierney先生ご自身から，サンフランシスコの金門橋下の天気の良いカフェで指導を受けたことを今でも覚えている．恩師のアートから，あと何を学び力をつければ追いつけ，追い越せるか—それを弟子の日々の訓練の課題と信じ，訓練を続けている．それがプロレスで言えばきっと日々のブリッジの練習であり，スクワットやプッシュアップなのだろう．この"超えていく"教育の連鎖は私の次の世代にもきっと続き，新しい爆発を生むだろう．次世代のこの本の読者の先生にも，次は私が大きな壁にならなければならない．そうなることができるように頑張る一方，後輩達には，この本を通してアートを感じ，師やロールモデルを具体的な目標とし，それを超えていく発想をもって頑張ってほしいと願う．

引用文献

1) Feddock CA：The lost art of clinical skills. Am J Med, 120：374-378, 2007
2) カール・ゴッチの原爆固め．ミック博士の昭和プロレス研究［http://www.showapuroresu.com/waza/german.htm］
3) 闘魂外来（YouTube）［https://www.youtube.com/watch?v=6hSve1eKzKg］

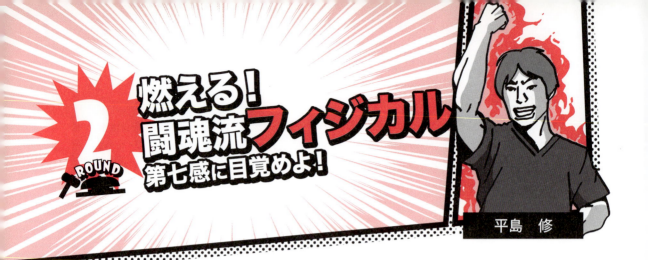

ROUND 2 燃える！闘魂流フィジカル 第七感に目覚めよ！

平島　修

　闘魂外来では，参加する医学生（以下闘魂学生）は，3〜5名が1つのチームで初診外来・救急外来の最前線で診療を行うが，「初めて実際の患者さんを診察する」という学生がチームの半数以上を占める．開始時に「さぁ，始めましょう．患者さんが待っています」と伝えると，心の準備ができないまま戸惑う学生もいる．闘魂外来は指導医の診察を見て盗む受け身学習法ではなく，「習うより慣れろ」の新しい学習法である．

　身体診察は頭からつま先まで行うが，問診の情報から考えられる鑑別診断を頭の中で挙げつつ，診察所見を予測して行わないと，目の前にみられる明らかな所見でも見逃してしまうことになる．ただし初めて経験する外来で，見たことのない異常所見を"異常所見"としてとらえるのは容易ではない．この穴埋めをするのが同じリングに上がったチームであり，指導医の声援である．

　初めてリングにあげられたあなたが最後まで闘いぬくための診察術を伝授する！

CASE

80代男性　主訴：労作時呼吸困難

　身体診察を始めると，患者は図1のような頸部だった．闘魂外来でともに診察する学生の頸部は図2のようだった．頸部所見の違いは？追加して行いたい頸部の診察は？

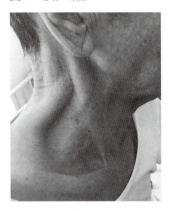
図1　患者の頸部
（カラーアトラス❶, p8参照）

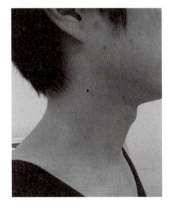
図2　健常者（学生）の頸部
（カラーアトラス❷, p8参照）

闘魂外来は，診察室の扉が開いた瞬間から始まる．"パッ"と見た最初に感じる違和感（息苦しそうな感じ，痛みをかばうような姿勢，赤ら顔，変な臭いなど）は，主訴とは関係がなさそうでも，問診や身体診察でつっこんでみるようにする．この患者の頸部の"パッ"と見た印象は，明らかに健常者とは違う．主訴が呼吸困難であろうが，腹痛であろうが，呼吸器系にかかわる問診（喫煙歴，職業歴，普段の労作レベルなど）は注意してとるようにしたい．

では，これから全身の診察の極意をみていこう．

すべての患者に，最初のフィジカル

a．最初に呼吸を数える

健常人が精一杯息をこらえてもSpO_2が90％以下になるまで止めることは難しい．しかし実際の患者では，SpO_2 100％で呼吸困難を訴える患者もいればSpO_2が90％を切っても呼吸困難を訴えない患者もいる．すなわち，"呼吸困難"と"呼吸困難感"は違うものであり，患者の訴えに左右されず，呼吸回数という客観的所見をとるようにしたい．例えば慢性閉塞性肺疾患（COPD）やゆっくり胸水が貯まるような慢性呼吸器疾患では呼吸困難感のない頻呼吸を認めることがある．

b．足を触れる（図3）

末梢の皮膚の冷感の有無，湿潤の有無は患者の循環・交感神経の状態を予測できる最も

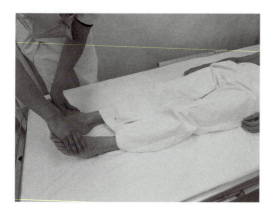

図3　足を触れる
末梢の温度を「温かい，冷たい，どちらでもない」のいずれかで判断する癖をつけておく．
末梢の温度は自律神経，循環血液量，血管透過性亢進などの影響を受けるため病態の把握に有用な所見である．

簡便で情報量の多い診察である．ショックバイタルの場合，冷感があれば循環血液量の低下（出血性疾患・高度の脱水など）や心拍出量の低下が疑われ，末梢がポカポカと温かければ血管透過性亢進（敗血症など）が疑われる．

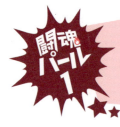 **闘魂パール1　まずはじめに，呼吸数を確認し足を触ろう！**

「第七感診察」と「全身診察」

身体診察は的を絞った第七感診察※注と全身を網羅する全身診察とを分けて行う．しかし実際には，問診で診断が絞り込みやすい患者と問診ではつかみどころがない患者が混合して来院するため，この2つの診察の意味あいは変わってくる．そこで闘魂外来での身体診察の思考過程を提案する（図4）．例えば，数日前から咳・痰を訴えて来院し，腹痛・下痢はない患者に丁寧な神経診察は通常必要としない．しかし，問診では絞り込みにくい患者では，全身を丁寧に行う"燃える"全身診察が決め手になることがある．診察をして初めて患者自身が症状に気がつくこともあり，診断が絞り込みにくい患者ではときに診察から問診に立ち返ることも必要になる．

[※注：第七感診察（セブンセンシズフィジカル）：霊感などで例えられる第六感を超えた第七感．疾患に特異的な診察所見のとり方を練習して習得し，疑わしい患者にねらいを定めて行う診察]

図4 闘魂外来での身体診察の位置づけ

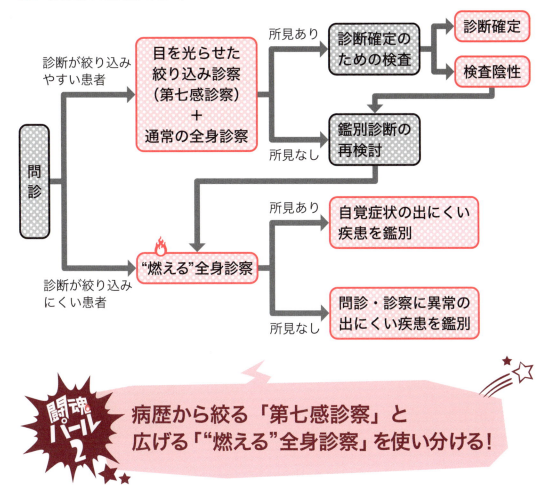

> **闘魂パール2** 病歴から絞る「第七感診察」と広げる「"燃える"全身診察」を使い分ける！

　問診終了後，診察に移る前に思考停止してしまう闘魂学生をよく目にする．思考停止は成長に欠かせない要素かもしれないが，患者に不安を与える原因にもなるため，問診から診察までの流れをつくるための各領域の診察手順をおさえておく．

❶ 頭頸部

　頭頸部は，呼吸・循環・リンパ・内分泌・神経などの広い分野にかかわる．頸部の異常所見はすでに見えていることが多く，見えているものをそれぞれの分野でどのように解釈するかが重要である．

a．呼吸器

　冒頭の症例は呼吸困難を主訴に来院した患者である．健常者の頸部は，皮膚表面に凹凸がなく筋肉・血管・気管・甲状腺などの境界がわかりにくいことが見てとれる．一方患者では，るいそうが目立つにもかかわらず，乳様突起から鎖骨枝・胸骨枝へと伸びている胸

鎖乳突筋が肥厚し，その輪郭がはっきりとわかる（図5■）．さらに頸椎から第1，2肋骨へと伸びている斜角筋は，通常胸鎖乳突筋の深層にあるため触知困難であるが，この患者では輪郭まで視診でとらえることができ，母指で触診すると筋の収縮を触れる（図5■）．さらに胸鎖乳突筋の後面，鎖骨，僧帽筋で囲まれる後頸三角が，鎖骨上窩の陥凹として観察される（図5◯）．

胸鎖乳突筋・斜角筋の肥厚・鎖骨上窩の陥凹は全て1秒量の低下（＜1L）と関連しており[1]，これらの所見からCOPDが頭に浮かべば，次に気管を追加診察する．正常では輪状軟骨から胸骨切痕までに3本指が入るが，COPDでは気管が胸郭内に引き込まれるため，2横指以下に短縮する（図6）．気管の短縮は動的にとらえることも可能で，吸気に一致して甲状軟骨が胸腔へ引き込まれる動きをCampbell（キャンベル）徴候という[2]．

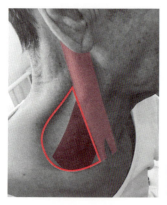

図5　患者の頸部所見

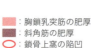

■：胸鎖乳突筋の肥厚
■：斜角筋の肥厚
◯：鎖骨上窩の陥凹

（カラーアトラス❸，p8参照）

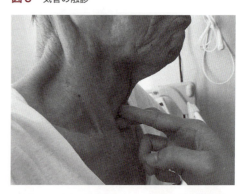

図6　気管の触診

甲状軟骨下〜胸骨上縁に指を入れる．2横指以下の短縮は1秒量＜1Lと関連[1]．

b．循環器

頭頸部の血管を診察することで循環血液量の評価，弁膜症の評価が得られる．視診では，①総頸動脈，②内頸動脈，③外頸動脈の拍動を観察する．大動脈弁の評価を意識しつつ頸動脈拍動の大きさを触診し，大動脈弁狭窄・頸動脈狭窄を意識しつつ頸部に聴診器の膜をあてて雑音の有無を聴診する．雑音がある場合には心基部（特に大動脈弁の最強点である第2肋間胸骨右縁）を併せて聴診し，雑音を認めない場合には真の頸動脈狭窄を疑う．

頸静脈の観察は，頭部を45度挙上させペンライトで頸部に接線方向に照らし，内頸静脈拍動・外頸静脈の輪郭を確認することで中心静脈圧を予測できる．患者に「首を診ると心臓が元気かわかります」と声をかけながら診察すると信頼感が生まれる．

その他の所見として，耳たぶの皺（実は提示した患者で認めていた）を認める場合には冠動脈疾患のリスクが上がる[3]．側頭動脈炎が疑われる場合には耳前動脈拍動の消失を触診で確認する．

c．リンパ

　胸鎖乳突筋を触れてその縁を同定し，前頸か後頸を意識してリンパ節を探す．後頸部リンパ節を触知する場合には全身疾患（伝染性単核球症，HIV感染，悪性リンパ腫，膠原病，薬剤など）との関連を示唆する．

d．内分泌

　胸鎖乳突筋の裏面を走行する甲状腺は，その輪郭を同定するのは容易ではないため，視診，触診，さらに嚥下を指示しながら触診をするなど組み合わせて診察する．甲状腺のサイズ，圧痛の有無を確認し，Basedow病が疑われる場合は，びまん性に腫大した甲状腺で甲状腺内の血管雑音を探す[4]．

e．感染症

　頭頸部の感染症は，口腔から気管にかけての上気道・口腔内感染症，副鼻腔炎，中耳・外耳炎，顔面・頭部にかけての皮膚炎，髄膜・中枢神経感染症など多岐にわたるためそれぞれにフォーカスを絞って診察する．咽頭痛を主訴に来院した患者では，咽頭後壁，扁桃腫大・変形をそれぞれ意識しながら観察する．開口障害によって確認が困難な場合には，耳鼻科診察を依頼する（図7）．

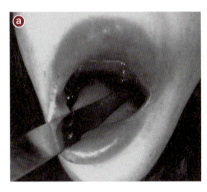
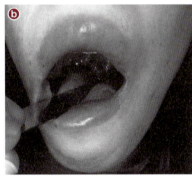

図7　咽頭痛の診察（扁桃周囲膿瘍）
上気道狭窄が疑われる扁桃炎や扁桃周囲膿瘍では開口障害を併発していることが多く，咽頭の評価が難しくなる．ⓐのように咽頭が観察できない場合に，「咽頭異常なし」と判断しないように注意する．舌をさらに押し下げると，軟口蓋の偏位を伴う咽頭の腫大を認めた（ⓑ）．
（カラーアトラス❹，p8参照）

f．目の異常

　外表から結膜の貧血，黄染，充血，瞳孔の左右差を観察する．貧血の確認を行う場合には下眼瞼を下に引っぱり，眼瞼辺縁紅潮の消失を確認する．

　眼底診察は難しいという先入観を抱く闘魂学生が多いが，正しい体位と固定を心がければ決して難しい手技ではない（図8）．白内障，網膜剥離，硝子体出血など，うまく眼底が見えないことが異常所見ということもある．眼底診察は欲張らず乳頭の所見を中心に，乳頭の辺縁がくっきり追えるか，C/D比（cup-to-disc ratio，陥凹乳頭比）はどうか，網膜静脈の拍動の有無を確認する．通常網膜動脈の拍動はなく，網膜静脈の拍動のみが乳頭内に途絶える部位でメラメラとろうそくの火のように揺れるように観察される．

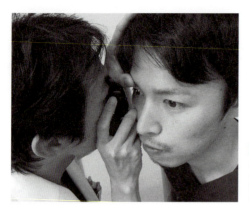

図8 眼底の診察のコツ
3点固定を意識して観察する．①検者の頬，②患者の頬，③患者の眼窩上に添えた母指に眼底鏡をあてて，動かないように観察する．

表1に頭頸部の身体診察のターゲットを示す．

表1 頭頸部の身体診察のターゲット

ターゲット分野	ターゲット診察	疾患・病態
a. 呼吸器	・胸鎖乳突筋・斜角筋使用	急性呼吸不全，CO_2貯留
	・気管偏位	縦隔腫瘍，肺結核後遺症，気胸
	・気管の動き（Campbell徴候）	COPD，縦隔腫瘍，胸部大動脈瘤
b. 循環器	・頸動脈の触診・聴診 　小脈＋雑音 　大脈	頸動脈狭窄 大動脈弁狭窄症 大動脈弁逆流症，脈圧増大
	・内頸静脈拍動	頸静脈圧増大，上大静脈狭窄
	・耳前動脈の拍動消失	側頭動脈炎
	・耳たぶの皺	冠動脈疾患
c. リンパ	・前頸部リンパ節触知	咽頭炎，扁桃炎，咽頭・口腔内疾患
	・後頸部リンパ節触知	伝染性単核球症，結核，悪性リンパ腫
d. 内分泌	・甲状腺腫大：視診・触診	Basedow病，甲状腺腫瘍
	・甲状腺雑音	Basedow病
e. 感染症	・咽頭・扁桃の発赤腫大	扁桃炎（ウイルス性，溶連菌）
	・齲歯	歯肉炎（誤嚥性肺炎に関連）
	・副鼻腔の圧痛・叩打痛	副鼻腔炎
	・外耳・鼓膜（耳鏡）	外耳炎，中耳炎
	・皮膚発赤・頭皮の異常	帯状疱疹，乾癬
	・項部硬直・Jolt accentuation	髄膜炎
f. 目の異常	・結膜貧血・黄染	貧血・黄疸
	・眼底所見（うっ血乳頭）	全身血管疾患，感染性心内膜炎

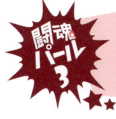

頭頸部はフィジカルの宝庫．
狙いを定めて第七感で診察を！

❷ 胸部

　胸部の評価は呼吸器・循環器・その他の臓器と分けて診察する．咳嗽や呼吸困難などの症状を訴える患者の胸部診察を行う際，すぐに聴診をやりたくなるが，特に視診から得られる情報は多いため，聴診器をあてる前に聴診以外の診察を意識して行うようにしたい．

a．呼吸器

　呼吸器の中でもコモンな疾患は，感染症では肺炎，閉塞性肺疾患として気管支喘息・COPD，悪性腫瘍として肺癌，その他の疾患として気胸などがある．

　視診では特に吸気時間と呼気時間の比率に注意する．気管支喘息やCOPDのような閉塞性肺疾患では呼気時間の比率が大きくなり，上気道狭窄では吸気時間が長くなる．また，浅く早い呼吸は呼吸性アルカローシス，深く早い呼吸は代謝性アシドーシスを疑いながら観察するとよい．

　聴診は，いきなり副雑音を探すのではなく，バックグラウンドとして聴取できる呼吸音と副雑音とを意識して分けて聴く．呼吸音は気管・中枢気管支を通る気流により生み出される大きな音（気管支呼吸音）と肺により吸収されて残った小さな音（肺胞呼吸音）として聴取される．肺胞が分泌物や喀痰で満たされると音が吸収されず，末梢でも気管支呼吸音を聴取する．一方，crackleは気道内にある分泌物が吸気時に破裂することにより生じる．したがって，肺炎が疑われる患者の異常所見は，①crackleあり＋肺胞呼吸音，②crackleあり＋気管支呼吸音，③crackleなし＋気管支呼吸音のパターンのいずれかをとる．crackleを聴取できない肺炎もあり，聴診所見だけで否定するのは困難である．補完として打診・聴打診を組み合わせ，打診音・振盪音の左右差を診る（図9）．

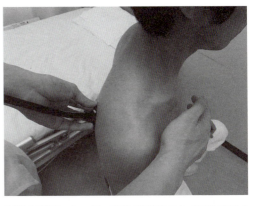

図9　胸部の聴打診法（Guarino法）

胸骨柄を直接指でタップし，背部に聴診器をあて，打診音の響きの左右差を確認する[5]．

b. 循環器

　胸部で得られる循環器所見も呼吸器と同様に聴診が多いが，その前に傍胸骨の拍動および心尖拍動を触診する．心臓は"右が前，左が後ろ"とイメージをすると，左傍胸骨の拍動が三尖弁逆流を表し，左心不全で心尖部が左後方へ移動することが理解しやすい．

　左心不全が疑われる病歴が得られれば，心尖部の位置を確認し，その位置に聴診器のベルを軽くあてる．Ⅲ音は心尖部でしか聴取しないため，心尖拍動の触診とⅢ音探しの聴診は流れるように行う（図10）．

図10 心尖拍動からⅢ音聴取の流れ

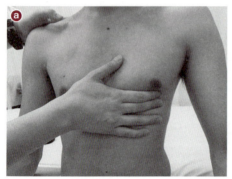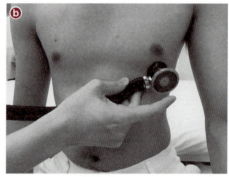

心尖拍動は患者の右肩側から手を添え，指先で拍動を感じる（ⓐ）．女性の場合は検者の左手で乳房を上方へよけて乳房裏面の皮膚を探る．Ⅲ音は低調な音のため，ベルのみでしか聴取しない．軽くベルを胸壁にあて，Ⅱ音の次に続くわずかな振動のような音を探す（ⓑ）．

c. 神経・筋・骨格系の異常

　神経筋疾患，骨格の異常は胸郭の動きの異常として出現する．これらの異常では胸郭の動きが制限されるので，呼吸困難感はあっても苦しそうに見えないため異常が見逃されやすい．また，肋骨骨折など胸郭自体の異常があると，吸気によって胸郭が膨らむ前にバウンドするように凹む，奇異性呼吸がみられる．奇異性呼吸は吸気始め一瞬の軽微な凹み運動であることが多いため，胸壁に目線を合わせて見逃さないように視診を行う（図11）．

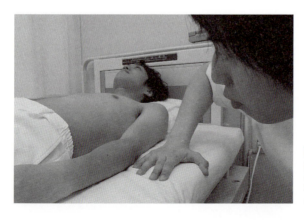

図11 胸壁の動きの視診
胸壁の運動を診る際には，患者の上半身を裸にして，目線を胸壁に合わせる．呼吸数測定，頸部の補助呼吸筋の診察と併せて行うとよい．

胸部の身体診察のターゲットを**表2**に示す．

表2 胸部の身体診察のターゲット

ターゲット分野	ターゲット診察	疾患・病態
a．呼吸器	・吸気時間と呼気時間の比，口すぼめ呼吸	吸気延長：上気道狭窄 呼気延長：COPD
	・ビア樽胸郭	COPD
	・呼吸音の異常（肺胞呼吸音・気管支呼吸音） ・副雑音（吸気早期，吸気全体） ・打診，聴打診（Guarino 法） ・声音振盪	肺炎，胸水の評価
b．循環器	・心音の異常（Ⅱ音の亢進，Ⅱ音の異常分裂，Ⅲ音，Ⅳ音）	肺高血圧，左心不全
	・心雑音	弁膜症
	・心尖拍動の異常（鎖骨中線よりも外側）	心不全
	・傍胸骨拍動	三尖弁逆流
c．神経・筋・骨格，その他	・胸郭の動きの減弱	神経疾患，骨格の変形
	・胸郭の奇異性呼吸	胸郭の異常（肋骨・胸骨骨折）
	・皮疹（水疱）	帯状疱疹

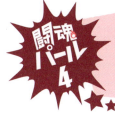

闘魂パール4　胸部診察は，聴診に急がず，まずはじっくり視診・触診

❸ 腹部

　腹部診察のターゲット臓器は消化管，肝・胆・膵，脾臓，腎臓，大血管，生殖器，腹壁からなる．腹部疾患では患者は腹痛，腹部膨満，嘔吐，下痢を訴えて来院するが，どの臓器の異常があるかを念頭に置きつつ診察を進める．腹部疾患は緊急手術・緊急内視鏡処置が必要な疾患があるため，緊急疾患を見逃さないことを優先して診察をすすめる．

a．消化管

　腹部診察は視診から始める．walk in の患者では診察台に寝かせる前に立位で腹壁の状態を確認する．腹部膨満を訴える患者で，立位から仰臥位にすると膨満の位置が下腹部から全体へ移動する場合には腹水貯留を疑うきっかけになる．

　腹痛の程度は原因や患者の感じ方により，質・程度が違うため，触診は痛みに配慮しながら進める．自発痛が弱い割に強い圧痛を訴えることもあるので，軽い刺激から始める．

最初に自発痛のない腹壁を軽くタップする．飛び跳ねるような疼痛を訴える場合は腹膜刺激症状と判断する．タッピング→軽い触診→強い触診へと圧迫の程度を変化させる．軽い触診は右手を患者の腹壁に置き，少しずつ圧迫を加える．強い触診は左手を右手に添え，左手で圧迫を加え，右手の力は抜いて指先で腫瘤などの感覚を意識する．圧痛の範囲，程度，腹膜刺激症状の有無，腫瘤触知の有無を意識して診察を進める（図12）．

図12　腹部の触診

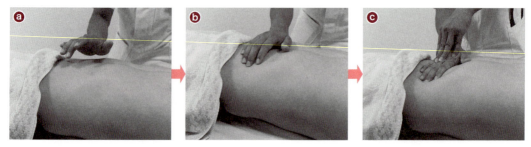

タッピング（ⓐ），軽い圧迫（ⓑ），強い圧迫（ⓒ）と3段階に分けて圧痛の有無，腫瘤の有無を確認する．

b．肝・胆道系，脾臓

病歴で肝脾腫が疑われる場合には，①サイズ（打診・触診），②辺縁，③叩打痛の診察を行う．肝臓のサイズは肋骨弓下の触診だけではなく，鎖骨中線上での打診で測定する．脾臓は腫大があっても触れないことが多く，正常では打診上鼓音である左前腋窩線と一番下の肋間を打診する．脾腫であれば吸気あるいは呼気で濁音になる〔Castell（キャステル）法〕[6]．胆道感染を疑う場合はMurphy（マーフィー）徴候，肝叩打痛の診察を行うが，胸膜炎，肝周囲炎，肝膿瘍などの疾患でも陽性になることがある．

c．血管系

大動脈瘤，大動脈解離，血管狭窄を疑う場合に視診・触診・聴診を組み合わせて行う．拍動の触れるサイズの確認を触診で行い，聴診ではそれぞれの血管の分岐部の雑音の有無，左右差を比較する（図13）．

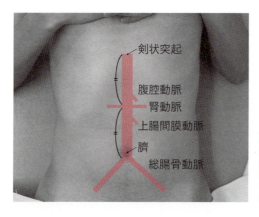

図13　腹部血管と体表解剖
胸骨の剣状突起と臍を結ぶ中点で大動脈から腹腔動脈や腎動脈が分岐する．臍の直下で大動脈は総腸骨動脈に分枝する．これらの分岐部を意識して血管雑音を探す．

腹部の身体診察のターゲットを**表3**に示す．

表3 腹部の身体診察のターゲット

ターゲット分野	ターゲット診察	病態・疾患
a．消化管	・腹部膨満の視診	腸閉塞，腹水貯留，腹腔内腫瘤
	・腹部の圧痛・特異的圧痛点（Mcburney点，Lanz点）	虫垂炎，憩室炎，虚血性腸炎
	・蠕動音亢進・消失	腸閉塞
	・腹部全体の反跳痛	汎発性腹膜炎
b．肝・胆道系，脾臓	・肝臓のサイズ（10 cm以上の腫大）：打診・聴打診	肝腫大
	・Murphy徴候，肝叩打痛	胆囊炎・胆管炎
	・腹水所見（shifting dullness）	肝硬変
	・血管怒張	肝硬変，腫瘤による側副血行路
	・Traube三角濁音，Castell法濁音	脾腫
c．血管系	・拍動の触知	大動脈瘤
	・血管雑音	血管狭窄

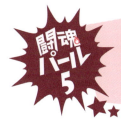

闘魂パール5　腹部診察は各臓器と炎症の広がりを意識する

❹ 四肢

　四肢の絞り込んだ診察を行うのは，痛み・しびれ，腫れ，むくみ，関節痛などの自覚症状を認める場合が多い．循環器疾患，感染症，膠原病と意識して分けて診察を進めていくとよい．

a．循環器

　下肢の疼痛を訴える患者で末梢血管病変を疑う場合には，動脈と静脈を分けて診察する．末梢動脈閉塞を最初に疑うのは，末梢冷感である．冒頭で述べた「足を触れる」診察で足先が冷たいと判断した場合には，足背動脈を指先で探す．また，閉塞をきたすと指先のチアノーゼ，網状皮斑をきたすことがあるので指先で足背動脈を探しつつ，足全体の色調も確認する．末梢静脈（深部静脈）が閉塞すると，片側肢全体の腫脹・紅潮・疼痛が出現する．

最近出現した"むくみ"を訴えた患者の場合には，10秒間前脛骨部を圧迫し，指跡の戻るスピードを観察する（**図14**）．40秒以内に戻る浮腫を fast pitting edema といい，2カ月以内に進行した低アルブミン血症を示唆する[7]．すなわち，最近発症したネフローゼ症候群や急性大腸炎やタンパク漏出性胃腸症のような急激な栄養障害を疑う．

図14 浮腫の触診

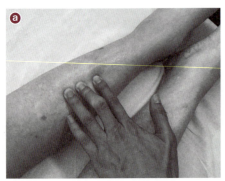
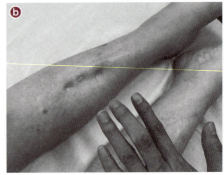

前脛骨部を10秒間圧迫し（**ⓐ**），指跡の戻りを観察する（**ⓑ**）．

b．感染症

発熱のワークアップには外せない診察の1つである．皮膚・軟部組織感染症で最も重篤な感染症は壊死性筋膜炎であり，病初期には皮膚所見に乏しいが時間単位で急激に進行する．蜂窩織炎が疑われる場合には，進行スピードを把握するためにも辺縁をマークすること，また菌血症を疑うような悪寒戦慄がないか確認しておく．

c．関節炎・膠原病

患者が訴える「関節痛」が関節内か関節外かを意識して診察する．関節裂隙の圧痛，関節周囲の圧痛，可動域制限の有無をそれぞれの関節で診察する．

四肢の身体診察のターゲットを**表4**に示す．

表4 四肢の身体診察のターゲット

ターゲット分野	ターゲット診察	病態・疾患
a．循環器	・足背動脈の触知	末梢動脈病変
	・浮腫（片側か両側か？ fast か slow か？）	（片側）深部静脈血栓症 （両側）心不全，リンパ浮腫，低アルブミン血症
b．感染症	・皮膚の発赤・腫脹・熱感	蜂窩織炎・丹毒
c．関節炎	・関節の可動域制限，腫脹，熱感，圧痛	感染性関節炎，結晶性関節炎（痛風・偽痛風）
d．膠原病	・MCP関節優位の手指関節腫脹	関節リウマチ
	・Raynaud 現象	Raynaud 症候群
	・爪郭の毛細血管拡張	全身性強皮症，皮膚筋炎

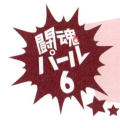

四肢は冷感・熱感・色調の変化に注意する

❺ 神経

　神経診察は全身の診察であり，ただ漫然と行うと長時間要してしまうものの，診察して初めて本人も気がついていない異常がみつかることがある．問診で明らかに神経疾患を疑わない場合には簡略化してもよいが，神経疾患が疑われる場合には神経のスクリーニングと絞り込んだ診察を行う．また感覚の症状などは患者の訴えに依存せざるをえないため，患者がうまく表現できなければ（例えば高齢者）客観性に乏しい情報として残しておく．

　また神経疾患は部位診断，病因診断を分けて検討するのが基本であり，身体診察で部位診断を明確にして病因を検討するとよい．

a．頭蓋内

　主に脳卒中（脳梗塞や脳出血）を念頭において身体診察を行う．ここでは患者が訴えにくい軽微な麻痺・感覚を見逃さないようにしたい．Barré（バレー）徴候を診察する場合は，①手の高さの差，②手の回内，③第5指徴候（小指が第4指から離れる）に注目する．さらに軽微な巧緻運動障害を診る場合には両肘を伸ばし，母指と示指でマルを作り手関節の伸展を指示すると，麻痺側は前屈し，指の伸展も不完全になる（図15）．

図15　脳梗塞でみられた軽微な麻痺

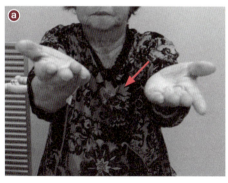
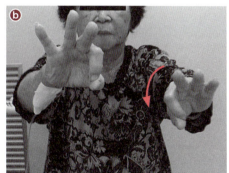

ⓐ Barré徴候陽性：左上肢は下がり，わずかに回内
ⓑ 軽微な巧緻運動障害：左手関節は掌屈し，手指も伸展困難

b．脊髄・神経根

　脊髄疾患のコモンな疾患では，椎間板ヘルニアや変形性脊椎症に伴う脊柱管狭窄を想定する．脊髄疾患は障害レベル以下あるいは障害神経レベルに一致した筋力低下，感覚障害を生じるが，頸髄疾患では稀に多発神経炎（Guillain-Barré症候群）に特徴的な手袋・靴下型になることがある．腱反射が亢進している場合には頸髄疾患を，逆に低下・消失している場合多発神経炎を疑う．

　神経根障害を疑うのは神経分布（デルマトーム）に一致した感覚障害を訴える患者であるが，患者は上肢であれば「手がしびれる」という症状で来院することが多い．どのレベルで圧迫を受けているかを検討するのが非常に重要であり，例えば「親指がしびれる」と訴えて来院した場合には，頸椎の神経根で圧迫を受けるC6の障害あるいは手首の圧迫を受ける手根管症候群の可能性がある（図16）．

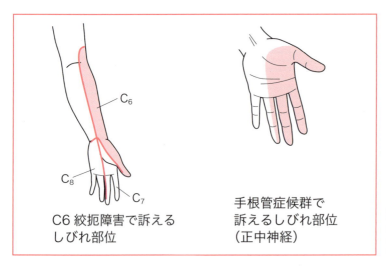

図16 親指のしびれと障害部位
親指がしびれるのは神経根か末梢神経か，どちらが原因か判断するには症状の分布が重要である．

　神経の身体診察のターゲットを表5に示す．

表5 神経の身体診察のターゲット

ターゲット分野	ターゲット診察	病態・疾患
a．頭蓋内	フォーカルな症状を丁寧にとらえる ・片側の麻痺：軽い麻痺は指先（Barré徴候），足先（Hoover徴候） ・感覚障害：触覚 ・失調	脳血管障害（脳梗塞，脳出血）
b．脊髄・末梢神経	・症状部位の分布（デルマトームに一致か末梢神経分布か） ・反射は亢進か減弱か 　病的反射：Hoffmann反射，Tromner反射，Babinski反射	・脊髄圧迫障害（頸椎症など） ・脊髄疾患 ・手根管症候群，肘部管症候群 ・Guillain-Barré症候群

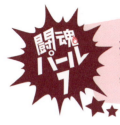 病巣と原因疾患のスペクトラムを意識して異常所見をあぶり出せ！

おわりに

　責任を与えられた初めての外来，あるいは初めて診察する闘魂外来で緊張せずに診察するのは容易ではない．しかし，患者が訴える複雑な情報に耳を傾け，親身に手をあてて診察をすると，初学者にでも患者は安心した表情で身を任せてくれる．身体診察は技術であり，アート（芸術）でもある．患者の前で悩みながら診察を進めてゆくことは，ときに患者に感動すら与えることがある．医師も患者も病気に対して一生懸命向き合う姿勢こそが闘魂外来なのである．

引用文献
1）宮城征四郎, 他：呼吸器疾患における身体所見と肺機能検査. 呼吸, 22：30-34, 2003
2）Campbell EJ：Physical signs of diffuse airways obstruction and lung distension. Thorax, 24：1-3, 1969
3）Frank ST：Aural sign of coronary-artery disease. N Engl J Med, 289：327-328, 1973
4）Chapdelain A, et al：The effects of propranolol, practolol, and placebo on the clinical manifestations of thyrotoxicosis. Int J Clin Pharmacol, 14：308-312, 1976
5）Guarino JR, et al：Auscultatory percussion：a simple method to detect pleural effusion. J Gen Intern Med, 9：71-74, 1994
6）Castell DC：The spleen percussion sign. A useful diagnostic technique. Ann Intern Med, 67：1265-1267, 1967
7）Henry JA & Altmann P：Assessment of hypoproteinaemic oedema：a simple physical sign. Br Med J, 6117：890-891, 1978

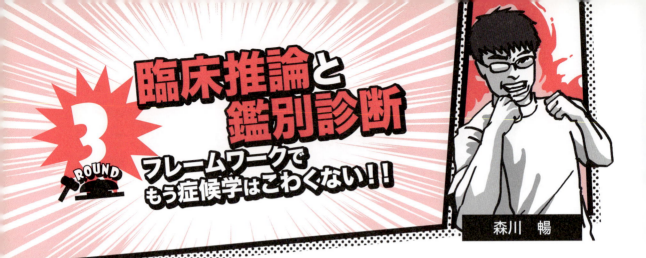

3 ROUND 臨床推論と鑑別診断
フレームワークでもう症候学はこわくない！！

森川 暢

　私は医学生が病院に見学にきたら可能な限り問診を実際にやってもらっている．救急外来よりも内科外来で行うことが多いが，これも闘魂外来だと信じている．問診の前に，主訴別のフレームワークを医学生に伝えているが，今回はそのエッセンスをお伝えしようと思う．

────────────────────────

ここは，東京の某病院の闘魂外来．日々，闘魂に溢れた挑戦者が挑みに来る．
今日も，学生の挑戦者が闘魂外来にやってきた．
［※注：この話は，フィクションです］

挑戦者「ここが，あの東京の某有名病院か．僕が道場破りをしてやるぞ」

師範　「そうはさせん！」

挑戦者「き，貴様は師範！貴様を破って，道場の看板を頂くぞ！」

師範　「ふふ．それはどうかな．学生風情に破れるほどうちの道場の看板は安くはないぞ！」

［※注：ここは病院です］

挑戦者「それはどうかな？さあ，診察をさせるんだ！」

師範　「よかろう．では，めまいを主訴にした患者さんがちょうど来ている．診察するがいい」

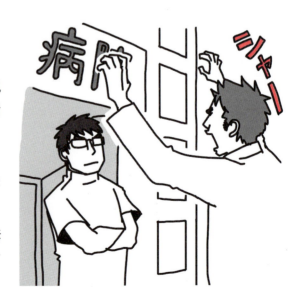

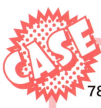

78歳男性　主訴：めまい

挑戦者　「失礼します．学生の〇〇と申します．今日はどうされましたか？」

患者　「実は，昨日からめまいがあって，頭を動かすと悪くなるのです．吐き気もあって，眼がグルグル回っています．一度嘔吐しました．じっとしていれば，めまいはありません」

挑戦者　「わかりました．診察しますね」

【既往歴など】
- 既往歴：高血圧でアムロジピン（アムロジン®）内服中
- 嗜好歴：20本/日のタバコを50年間継続

【診察所見】
- 意識清明，血圧172/91 mmHg，脈拍67回/分 整，体温36.5℃，呼吸数16回/分，酸素飽和度：96％（室内気）
- 表情筋の左右差なし，聴力低下なし，構音障害なし，カーテン徴候なし，触覚低下なし，Barré徴候陰性，指鼻試験：異常なし，回内回外試験：異常なし
- 安静では全く症状なし．体動で頭を動かしたときにのみ，めまいが起こる．

挑戦者「わかったぞ！！」

師範　「何がわかったと言うのだ？」

挑戦者「これは，きっと良性発作性頭位変換性めまい症に違いない！ 僕の直観がそう囁いている！」

師範　「ゴーストか！」

挑戦者「そんなマニアックなツッコミわかる読者はいませんよ」

師範　「確かに，攻殻機動隊はマニアックやからな．ってちゃうわ！ 診断の決め打ちは危険だぞ！」

挑戦者「フフフ．問題ありませんよ．だって，僕には必殺技がありますからね．その名も，Pivot and Cluster！[1]．つまり，直観的診断にClusterを組み合わせれば問題ありませんよ．頭位変換性めまいのClusterは…Ménière病と脳梗塞だ！しかし聴力低下はないことより，Ménière病は否定的ですね．脳梗塞も神経学的な異常はないので，否定的だと思います．頭位変換で悪化する病歴もあるし，頭位変換性めまいに違いないですよ！！」

師範「貴様がPivot and Clusterを語るのは100年早い！！出直してこーい！」

挑戦者「え，なぜですか？」

師範「確かに，Pivot and Clusterは，とても有効な方法で私も多用している．しかしだ．経験が浅い状態で使うと痛い目に合うかもしれないぞ！」

挑戦者「な，なぜでしょうか？」

師範「よろしい！それでは解説をしてあげよう」

臨床推論とは何か

　医学的知識さえあれば，適切に臨床推論ができそうだが，必ずしもそうではない．なぜだろうか．臨床推論は以下のような過程だと私は考えている（図1）．

図1　臨床推論の過程

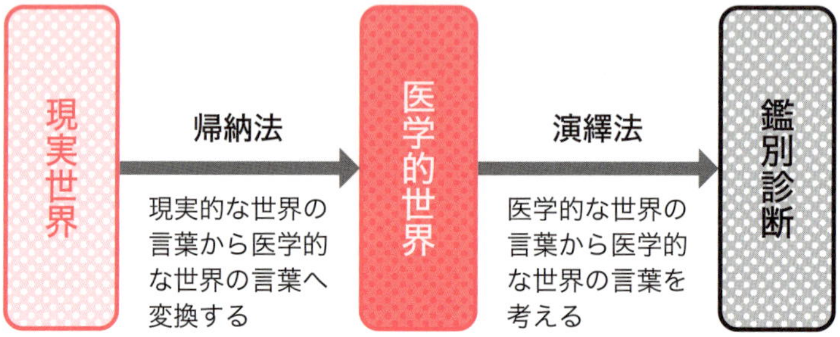

現実世界 —帰納法→ 医学的世界 —演繹法→ 鑑別診断

現実的な世界の言葉から医学的な世界の言葉へ変換する　　医学的な世界の言葉から医学的な世界の言葉を考える

　キモは現実世界である患者の話を，帰納法的に医学的世界に変換する過程である．カンファレンスはすでに，医学的世界に変換された後に鑑別疾患を考える演繹法的な部分を扱う．実際に，カンファレンスをしていても医学生の方々のほうが知識はあるので，演繹法的なところは医師よりも強いことがあるくらいである．しかし，現実世界を医学的世界に変換する過程は実際に患者を診察することでしか学ぶことができない．経験豊富な医師が医学生よりも的確に患者の診断の見立てができる理由の1つである．今後機械によるDeep learningが発達すると，おそらく演繹法的に医学的な情報から鑑別疾患を考える過程に関しては，人間はAIに太刀打ちできなくなる可能性がある．しかし，帰納法的に患者の話を医学的な世界に変換する過程に関しては，しばらく医師に軍配が上がるのではないかと考えている．

　経験豊富な医師は現実世界である患者の仕草や話し方などから，医学的な世界への変換を行わずに，ショートカットで鑑別疾患を想起することもできる．特に豊富に経験した症例に関してはショートカットで直観的診断を行うことが可能で，このようなショートカットはAIには難しいかもしれない．

　直観的診断を一般的には，System1という．一方，分析的な診断をSystem2という[2]．前述の図1を言い換えると，現実の世界からショートカットで鑑別疾患を考える方法がSystem1，医学的な世界から分析的に鑑別疾患を考える方法がSystem2ともいえる．

　前者は迅速な診断が可能だが，診断の精度を経験に依存する．後者は網羅的で，経験が少なくても実施が可能だが，時間がかかるのが欠点である．つまり，System2は経験が少なくても使用することはできるが，System1を経験が少ない状態で使用すると，診断精度が落ちる可能性がある．本書の筆者の1人である志水太郎先生が提案されているPivot and Cluster Strategyは直感的に疾患（Pivot）を考えるだけでなく，その疾患の類縁疾患群（Cluster）を考える方法で非常に有用で，私も多用する方法である[1]．しかしPivotである直観的診断が経験に依存するという点で，経験が少ない状態での使用は慎重に行うべきと考える．

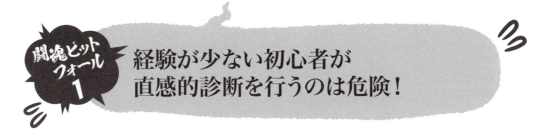

闘魂ピットフォール1　経験が少ない初心者が直感的診断を行うのは危険！

　最近では，System1とSystem2は対立するものではなく相互補完的な関係であるといわれている[3]．つまり，臨床の状況に応じてSystem1とSystem2を使い分ければよいということになる．実際の臨床ではSystem1で直感的に診断を考えつつ，それを補完する形でSystem2を使っている．Pivot and Cluster Strategyはまさにそうである．

　なお臨床推論には経験だけではなく知識が必要であることもまた事実である．つまり，先ほどの学生さんのように経験が少なくても各論的な知識が豊富であるという場合でも，それは将来に必ず生きる．最終的に臨床推論は各々の疾患の各論的な知識量によっても規定されるからである．

一方で，各論的な知識だけではなく，主訴別のアプローチ法や，症候学の知識も必要である．しかしこれらの症候学に関する知識を大学で学ぶ機会は少ないかもしれない．つまり症候学に関する知識がない状態でSystem2を使用しても適切な診断ができない可能性がある．

　ここでは主訴別の症候学に関する知識をベースにしたSystem2の変法を紹介する．

　フレームワークを使った臨床推論の方法で，筆者は**フレーム法**と命名している．通常のSystem2よりも迅速でかつ，使用することで症候学の基礎が身につく．以下フレーム法の実際を皆様と共有できればと思う．

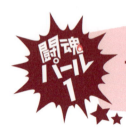
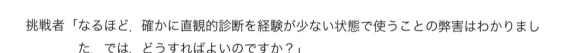

フレームワークを活用しよう！

挑戦者「なるほど．確かに直観的診断を経験が少ない状態で使うことの弊害はわかりました．では，どうすればよいのですか？」

師範　「よかろう．だからこそ，フレームワークを使うべきなのだ！」

挑戦者「フレームワーク？」

師範　「フレームワークは，元々経営の分野で多用されている概念だね．つまり，フレームワークは，事実をもれなく論理的に整理して，共有しながら論理的に結論を導くツールとされているね[4]」

挑戦者「なるほど．それと診断学はどう関係があるのですか？」

師範　「フレームワークは診断をもれなく論理的に整理して，共有しながら最終診断に結論を導くツールということだね」

挑戦者「うーん．わかるような，わからないような．具体的にどうすればよいのですか？」

師範　「フレームワークは主訴別に構築することが基本だね．その前に症状の解析に関するフレームワークを解説しよう．ところで，OPQRSTって知っている？」

挑戦者「当たり前ですよ．僕を誰だと思っているのですか．以下のとおりですよ」

臨床推論と鑑別診断 3

OPQRST

O : **O**nset	発症様式
P : **P**alliative/**P**rovocative	増悪・寛解因子
Q : **Q**uality/**Q**uantity	症状の性質・重症度
R : **R**egion/**R**adiation	場所・放散の有無
S : **A**ssociated symptom	随伴症状
T : **T**ime course	時間経過

師範　「よかろう．ところで，先ほどのめまいの患者さんにOPQRSTって聞いた？」

挑戦者「痛みではないので，関係ないですよ！」

師範　「確かに，OPQRSTは痛みの解析において非常に有用なツールだね．一方で，痛みではない症状も解析する必要があるね．その際に有用なのが，TOSSフレームワークだ！」

TOSSフレームワーク

T : **T**ime course　時間経過
O : **O**nset　発症様式
S : **S**ituation　状況
S : **S**everity　重症度
＋α　随伴症状，リスク

挑戦者「OPQRSTと同じじゃないですか！」

師範　「確かに，基本的には同じだね．OPQRSTのなかでも，最も大切な4つの要素を抽出したというイメージだね．この4つに関してはどんな症状においても聴取すべきだということだ！ところで，さっきの患者さんでTOSSフレームワークは聞いていた？」

挑戦者「う…すべては聞いてないかもしれない」

師範　「そうだろう．TOSSフレームワークはすべての症状の解析において基本になるので，覚えるように．私も実際に問診で多用しているからな！」

挑戦者「なるほど．そういえば，主訴別にフレームワークがあるんですよね．早く教えてください！」

師範　「その前に，君はめまいをどう考えているの？」

挑戦者「ふ．常識ですね．中枢性と末梢性に決まっているじゃないですか」

師範　「なるほど．悪くはないが，少し足りないな」

挑戦者「な．なんだとー」

師範　「よかろう．めまいのフレームを教えてやろう！」

> **めまいのフレームワーク**
> - 前失神
> - 平衡障害
> - 持続性めまい
> - 頭位性めまい

師範　「ふふ．フレーム法の威力を思い知ったか」

挑戦者「いや．よくわかりません」

師範　「なにー！ めまいのフレームワークを解説してやろう」

フレームワークを活用しためまい診断の進め方

❶ 前失神

　失神とは脳血流低下によって起こる数分以内の意識消失発作である．前失神は，失神と同様の機序で脳血流が低下するが意識消失を起こすほどではない状態である．前失神の鑑別は失神に準じる．失神の主要なフレームワークは以下の2つである．

> **失神のフレームワーク**
> - 心原性
> - 起立性低血圧

　鑑別に有用な情報は，**Situation**である．どういう状況で症状が誘発されたかが重要だ．起立性低血圧は，どういう状況で誘発されるだろうか．当然だが，臥位から立位になった直後に症状が出現すれば，起立性低血圧を疑う．一方で，心原性であれば誘引なく症状が出現する．なお，これは前失神全般にいえるが，**Time course**は比較的短いことが特徴である．**Onset**は比較的急性発症で，特に心原性の前失神であれば突然発症であることが多い．

随伴症状としては，心原性であれば胸痛・呼吸苦・動悸が重要で，起立性低血圧では脱水の病歴，黒色便・血便，腹痛を確認するが，特に出血の除外が重要である．

心原性では心電図を，起立性低血圧では実際に起立時に血圧が下がるかを確認することがきわめて重要である．

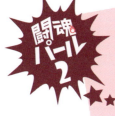

闘魂パール2
起立時のめまいは起立性低血圧を考え実際に血圧が下がるかを確認する．
誘引なく出現しためまいは心原性を考え，心電図を確認する

❷ 平衡障害

平衡障害とは，その名の通り平衡感覚の障害である．平衡障害は種々の原因で出現するが，めまいの原因が平衡障害であるかどうかに有用な情報もやはりSituationである．つまり，歩行時にのみめまいが起こり，臥位で改善する場合に平衡障害を疑う．臥位で改善するという点では起立性低血圧が鑑別に上がるが，起立だけでは症状が生じず，起立時の血圧低下がない点が起立性低血圧との鑑別になる．鑑別疾患としては，慢性硬膜下血腫，正常圧水頭症，脳血管障害などの頭蓋内病変や，亜急性連合性脊髄変性症や脊柱管狭窄症などの後索病変が代表的な疾患である．平衡障害を疑った際には，神経学的な診察で病巣を推定することが大切である．特に高齢者の急性発症の平衡障害では，頭部画像評価で慢性硬膜下血腫と脳血管障害を除外することが大切になる．

❸ 持続性めまいと頭位性めまいの特徴

一般的に"めまい"という主訴のときに想起されるのが持続性めまいと頭位性めまいである．先ほど，学生さんが中枢性と末梢性に分けて考えると答えたが，それはこのフレームにおいて当てはまる．一般的には，このフレームでは回転性めまいであることが多く，悪心・嘔吐を伴う激しいめまいになる．眼振があれば，まずこのフレームを考えるべきである．以下，めまいの持続時間で持続性か頭位性に分類する．なお，前失神であっても回転性めまいを訴えることもあるので，めまいの性状によるフレームワークの分類は過信すべきではない．

a．持続性めまい

持続性めまいは，その名の通り，めまいが持続している場合に考える．やはりSituationが大切で，安静にしていても回転性めまいが消失しないことがポイントである．実際にめまいに眼振を伴い，安静にしていても眼振が継続している場合はこのフレームの可能性が強くなる．

持続性めまいを考えた場合は，やはり中枢性と末梢性の鑑別が重要になる．Onsetに関しては比較的突然発症であれば中枢性らしいといえる．また，Severityで考えれば，めまいで歩行ができないほど激しい場合は中枢性を考える．実際にPICA（posterior inferior cerebellar artery，後下小脳動脈）梗塞では歩行ができない，つまり体幹失調だけが唯一の症状であることもありえるので歩行が可能かどうかはとても大切である．実際の臨床において神経診察で歩行の評価は抜けることも多いが，きわめて重要だ．

Time courseも中枢性と末梢性の鑑別に有用である．つまり，末梢性であれば比較的すみやかに症状は改善する一方，中枢性であれば2～3日しても症状の改善は乏しい傾向にある．

随伴症状としては，**D**iplopia（複視），**D**ysesthesia（知覚異常），**D**ysphasia（嚥下障害），**D**ysarthria（構音障害）の4つのDから始まる脳幹症状に加え，**D**utsu（頭痛）の5Dを認めれば，中枢性の可能性が上がる．当然，血管疾患リスクが高ければ，中枢性の可能性をより考えるべきである．

 神経診察では歩行の評価を忘れない！

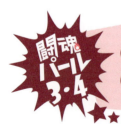 ❸ 歩けないめまいは帰さない
❹ 5Dのどれかがあれば中枢性

b．頭位性めまい

最後に，頭位性めまいである．こちらもSituationとTime courseがきわめて大切で，頭位性めまいであれば，頭を動かしたときにのみ症状が出現し，頭を動かさなければ1分

以内にめまいが消失する．良性発作性頭位めまい症（BPPV：benign paroxysmal positional vertigo）では，特に座位から臥位で症状が悪化することが特徴的である．では，頭位変換時に症状が増悪すればBPPVだろうか？ 実は必ずしもそうではなくて，脳卒中であっても頭位変換時に症状が増悪する傾向がある．よって，頭を動かさなければ，めまいが1分以内に消失するというのが，頭位性めまいに特徴的なTime courseになる．では頭位性めまいであれば，中枢性疾患は否定的だろうか？ 実は，頭位性めまいであっても，中枢性疾患が原因になることがある[5]．では，どうやって鑑別すればよいのだろうか？ 非常に悩ましいところだが，**Time course**と**Severity**が重要になる．つまり，BPPVであれば比較的短時間に改善したり，Epley法などの浮遊耳石置換法で症状は改善する．またBPPVであっても歩けないほど重度のめまいであれば中枢性の可能性を考えたほうが無難だ．BPPVであれば点滴をすれば歩けるようになることも経験される．あとは，持続性めまいに準じて，Diplopia（複視），Dysesthesia（知覚異常），Dysphasia（嚥下障害），Dysarthria（構音障害），Dutsu（頭痛）の5Dと血管疾患リスクがあれば中枢性らしいといえる．なおBPPVであれば原則，眼振は頭位変換時のみに出現するが，持続性の眼振を認めれば中枢性の可能性を考えるべきである．

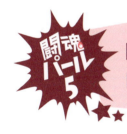

BPPVは耳石置換法，もしくは点滴で自然に歩けるようになる

師範　「それでは，TOSSフレームワークと，めまいのフレームワークに準じて，もう一度診察してみよう！」

挑戦者「ふ．任せてください」

　［時間を置いて…］

挑戦者「お待たせしました．まず，めまいはTOSSフレームワークに基づき，以下のように解析できました」

> **めまいに関するTOSSフレームワーク**
> **T**：Time course　本日より症状を認める．1～2分ほど継続する
> **O**：Onset　　　　 急性～突然の発症
> **S**：Situation　　　体動時，頭位変換時に出現し，安静で消失する
> **S**：Severity　　　 比較的重度のめまいで，歩けない

師範　「よかろう．それでは，めまいのフレームに準じて考えればどうだろう？」

挑戦者「心原性の前失神を疑うような，胸痛・呼吸苦・動悸は認めません．念のため心電図も施行しましたが，問題ありませんでした．起立性低血圧に関しては，腹痛・黒色便・血便は認めず，臥位から立位に変換しましたが起立時の血圧低下は認めませんでした」

師範　「その通り！ということは…」

挑戦者「前失神は現時点では，否定的と考えました」

師範　「よかろう！他のフレームはどうかな？」

挑戦者「Situationが頭位変換時に一致していますね．歩行時にのみ症状が出現するわけでもないので，平衡障害でもなさそうです．また，安静時には症状は消失するという点からも持続性めまいよりも，頭位変換性めまいのフレームらしいと考えました」

師範　「その通り！平衡障害に関しては，持続性めまいのフレームとオーバーラップすることもあるから注意が必要だ．ただ今回は，頭位性めまいのフレームとして考えるのがよさそうだな．それでは，頭位性めまいのフレームであれば，次に何を考えるのだっけ？」

挑戦者「ふ，わかりきったことを．末梢性と中枢性の鑑別ですよね．Severityで考えれば，比較的重度の症状で歩くことができません．あとは，Time courseとしては点滴でしばらく様子を診ていたのですが，症状の改善は乏しいように思えます」

師範　「素晴らしい観察眼だ！実際に，BPPVであれば点滴をするだけで症状が改善することが経験される」

挑戦者「ただ，高血圧・喫煙と血管疾患リスクはあるのですが，**D**iplopia（複視），**D**ysesthesia（知覚異常），**D**ysphasia（嚥下障害），**D**ysarthria（構音障害），**D**utsu（頭痛）は認めません．神経学的所見でも明らかな異常は認めません」

師範　「なるほど．それでは，中枢性か末梢性のどちららしいといえるだろう？」

挑戦者 「少なくとも，Time courseとSeverity，血管疾患リスクを考えると中枢性を念頭に頭部画像検査が必要だと考えます」

師範 「よかろう！ では，診察しよう！」

［診察を終えて…］

師範 「何か気づいた？」

挑戦者 「そういえば…安静時にも眼振があったような」

師範 「その通り．実はこの患者さんは，安静にしていても水平性眼振が継続している．垂直性眼振はより中枢性らしいといえるけど，水平性眼振であっても中枢性の可能性はありえる」

挑戦者 「つまり，持続性眼振がある時点でBPPVとしては非典型的ということですね」

師範 「その通り！ ところで神経診察は異常がないということだったけど，体幹失調は確認したのか？」

挑戦者 「いや，歩けないので確認していませんでした」

師範 「バカモーン！ 神経診察で抜けがちだけど，非常に大切なのが歩行および体幹失調の評価だ！ 座位保持すらふらついて，できていなかったことに気づいたか？ ましてや歩行なんて不可能な状態だ．あれは明らかな体幹失調の所見だ．ということは？」

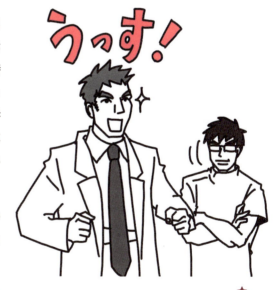

挑戦者 「中枢性の頭位性めまいを強く疑います！ 頭部画像評価が必要です！」

師範 「その通りだ！」

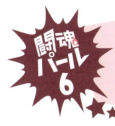

座位保持すらできないめまいは体幹失調を疑う

［その後…］

挑戦者「わかりにくいですが，MRIの拡散強調画像で高信号域がありそうです」

師範　「よかろう．後方循環系の脳梗塞は超急性期ではMRIでも所見が出にくい傾向があるけど，今回はしっかりと所見がある．このように体幹失調が前面に出る割に，他の神経学的所見が乏しい場合は後下小脳動脈の脳梗塞つまり延髄外側症候群を考える必要があるが，MIR所見と一致しているな」

挑戦者「く．道場破りの道のりは遠いぜ！」

まとめ

いかがだったでしょうか？初心者において症候学上達の近道は，症状の解析を怠らないこと，主訴別のフレームワークを作ることだと筆者は考えます．そして，自分なりのフレームワークを現場で使用しさらに洗練させていくことが必要です．独学では難しいので，主訴別に症候学を記載した本[6)7)]を読んでフレームワークを作っていただければと思います．皆様の参考になれば幸いです．

引用文献

1) Shimizu T & Tokuda Y：Pivot and cluster strategy：a preventive measure against diagnostic errors. Int J Gen Med, 5：917-921, 2012
　➡ Pivot and Clusterの原著．一度目を通してもらえるとよいと思います．
2) Norman G：Dual processing and diagnostic errors. Adv Health Sci Educ Theory Pract, 14 Suppl 1：37-49, 2009
3) Rotgans JI：It is time to progress beyond the System 1 versus System 2 dichotomy. Perspect Med Educ, 4：163-164, 2015
4) MBAとは何か．名古屋商科大学ビジネススクール ホームページ［http://mba.nucba.ac.jp/about-mba/mba-8994.html］
5) De Stefano A, et al：Malignant paroxysmal positional vertigo. Auris Nasus Larynx, 39：378-382, 2012
6) 「ジェネラリストのための内科外来マニュアル 第2版」（金城光代，他/編），医学書院，2017
　➡ 内科外来はこれがあれば安心！頼りになるマニュアルです．
7) 「診察エッセンシャルズ 新訂版」（松村理司/監，酒見英太/編），日経メディカル開発，2009
　➡ 病歴と身体診察にこだわった症候学の決定版．おすすめです！

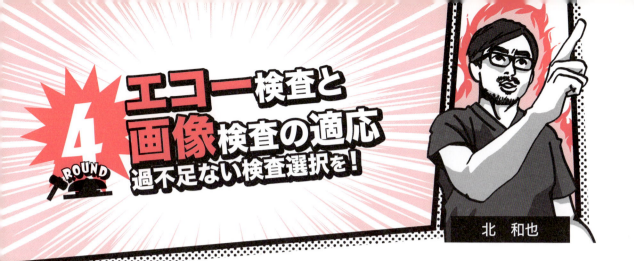

❶ Point-of-Care超音波 〜検査室にオーダーするだけじゃあモッタイナイ！

　みなさん，元気ですかー！ 元気があれば何でもできるっ！ 問診，フィジカル，そしてエコーだってなんだって習得できるーっっ！！

　さて，問診やフィジカルは非常に大切なスキルで，すべての診療の基盤になることは間違いない．しかし，検査の選択・スキル・解釈（読影）も，それに劣らず重要なのだ．

　ベッドサイドで非侵襲的かつ繰り返しできるのは問診，フィジカルに加えてPoint-of-Care超音波（POCUS）．研鑽を積めばいつでもどこでも使えるスキルであり，繰り返すほどにレベルアップする．YouTubeなどで学習しつつ仲間とエコーを当て合い，ぜひ闘魂外来で一緒に実践しよう！

❷ Choosing Wisely＠闘魂外来 〜過不足のない医療を！

　検査を選択するときには，「診断をrule in／outするにはどのような検査をオーダーすればよいか？」という視点で選択する．しかし，それのみでは不十分である．ぜひ「この検査は本当に必要なのか？」ということもしっかり検討してほしい．「診断しなければ！」と意気込んで，次から次へと検査をしてしまうと，患者さんにふりかかる侵襲や費用はとんでもないことになる．

　見逃すことが致命的かつ緊急性の高い疾患については，少々のovermedication（過剰医療），overdiagnosis（過剰診断）は安全性を考慮した場合やむを得ないだろう．しかし緊急性が低い疾患については，どうすればovermedicationにならずに診断できるか工夫を凝らすことが大切だ．また，慢性疾患については，その日のうちに"点"で無理矢理に解決しようとするのではなく，時間軸を意識して"線"で対応することも大切なのだ．きっちり診断しようとする姿勢をもったまま，患者さんのコンテクストに沿った医療を心がけることが重要である．

　というわけで，（画像）検査は適応を見極めて，また患者さんと十分話し合いながら選択

しよう．Choosing Wisely[1)〜3)]という言葉をご存知だろうか．検査の選択の際にはunder-medication（過少医療）にならないのも大事であるが，overmedicationにならないよう心がけることも大切である．過不足のない選択を心がけよう！

闘魂パール1　undermedicationだけでなくovermedicationにも注意し過不足のない検査選択を心がけよう！

さて，実は軽症外傷症例には，エコーやCTの適応，Choosing Wiselyについて1症例でかなり多くの学びがある．闘魂外来で一緒に考えてみよう！

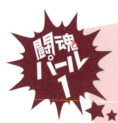

よくある軽症外傷でエコーをふんだんに使ってみよう！
既往に高血圧症のある52歳男性が，自転車運転中にスリップして右側へ転倒．右側頭部，胸部，右手を打撲し独歩受診した．バイタルは安定しており重篤感もなく歩行可能である．

軽症例でも，胸・腹を打ったらE-FAST

さて，外傷診療といえば日本では外傷初期診療ガイドラインJATEC® (Japan Advanced Trauma Evaluation and Care) があり，ぜひともそのノウハウについては学びたい．初学者が超重症例で時間をかけて学ぶというのはなかなか難しいので，まずは軽症患者さんの診察で外傷診療の「型」を身につけてしまおう！問診・フィジカルに加え，非常に役に立つのがエコーだ．胸腹部打撲の可能性があれば，軽症例であったとしても腹腔内出血や気胸の除外を意識して，**FAST**（focused assessment of sonography for trauma）や**E-FAST**（expanded FAST）を行おう．

FASTは①心嚢→②Morrison窩→②'右胸腔→③脾周囲→③'左胸腔→④膀胱直腸窩の

図1 E-FAST（expanded FAST）

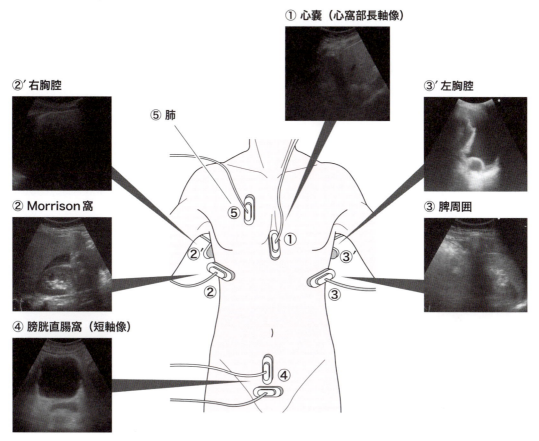

（画像は文献4, p21, 図10より転載）

順にecho free space（黒く写る）を探し，E-FASTはこれに加え⑤気胸をチェックする．胸腹部外傷診療では必須のエコー検査である（図1）．

FASTは腹部打撲の可能性のある（腹腔内出血の可能性のある）全外傷症例で行い，E-FASTは気胸の可能性がある場合や，気管挿管下に陽圧換気を行う場合（つまり気胸があっては困る場合）に行う．

「外傷性気胸の診断といえばdeep sulcus signだ！」と習ったかもしれないが，軽度の気胸を胸部X線でひっかけることは難しい．気胸の診断は，臥位での胸部X線（感度50.2％，特異度99.4％：LR＋83.7，LR−0.5）よりもエコー（感度90.9％，特異度98.2％：LR＋50.5，LR−0.09）が実は優れている[5]．さらにエコーなら，その場で迅速かつ非侵襲的に何度でも施行可能なのだ．

気胸のない正常肺ではlung sliding（肺が呼吸に合わせてスライディングする）やlung pulse（心拍動に合わせて肺も拍動する），Mモードでのseashore sign〔呼吸により肺は動

くので海岸（波と砂浜）のように見える〕がみられる．逆に気胸ではこれらがみられなくなる．そして背側にずらすとlung point（肺の辺縁）がみられる．YouTube等で検索したらたくさんの動画が出てくるので，これらを参考に，友人や自分の胸壁にリニアプローブを当てて正常所見を確認してみよう（私は妻や子ども達にエコーを当てて練習することがある）．そして，気胸診断後の患者さんにも当てて何度も確認すればよい．気胸のみならず肺炎や肺水腫などの診断・除外にもエコーは役に立つため，肺にエコーを当てる習慣から身につけていこう．

[※肺エコーについてはこちらも参考にしよう！ 動画もみられる：レジデントノート誌オンラインコンテンツ「あてて見るだけ！ かんたん救急エコー塾」：http://www.yodosha.co.jp/rnote/echo_juku/index.html]

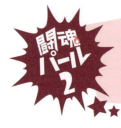

胸腹部打撲にはFAST・E-FAST！肺エコーもガンガン活用しよう

● E-FASTのTipsとPitfall

ここでは，筆者が気を付けているTipsとPitfallを中心に伝えたいと思う．

①**心嚢液**は，心窩部にこだわらず適宜胸骨左縁の肋間からアプローチしてもよい．心嚢液があるかもと思ったらプローブをセクタに切り替えてみよう（②～④が済んでから！）．

②**Morrison窩**と③**脾周囲**は，深呼吸できる患者さんにはしてもらってよい．1点のみではなくスライドさせて確認すると見逃しが減る．

④**膀胱直腸窩**は，縦・横でのチェックを必ず行おう．

迅速に行うことが大切（1分以内）で，チェック後は「初回FAST陰性です」などと周囲スタッフと情報共有することが大切である．また，"描出困難"も立派な所見なので，描出できないからといっていたずらに時間をかけ過ぎることは御法度である．FASTは，フリースペースの検出感度は比較的高い（69～98％）が，実質臓器損傷の検出は目的としておらず検出感度は当然低い（感度63％）[6]．また，後腹膜臓器や消化管の損傷を検出しないことにも注意しよう（見逃し注意！）．

また，通常Primary surveyで行うが，必要であればSecondary surveyに移ってからも繰り返し行うことが大切である．気胸チェックの注意点は癒着やブラ等の存在である．1点での確認では見逃しがあるかもしれないので複数ポイントで確認する．

骨折の診断にもエコー！

　バイタルサイン正常の外傷は，腹腔内出血や気胸よりも断然骨折が多い．そして，骨折の診断にもエコーは非常に有用なのである！

　たとえば，冒頭のケースの患者さんの肋骨にピンポイントで強い圧痛があったとする．こういう場合にX線で骨折がはっきりしないからといって，骨折を安易に否定してはならない．かといって，保存的に治療することが圧倒的に多い肋骨骨折を診断するためにわざわざCTで確認する必要があるのだろうか．

　こんなときには，エコーを使って骨折をチェックすることをオススメする．図2を見てみよう．エコーの威力を理解いただけるだろうか．X線の肋骨ビューや胸部正面（PA）では感度40％程度，陰性尤度比0.6ほどであるが，エコーでは各々98％，0.02程度である（特異度はともに100％，陽性尤度比はともに∞）[7]．特異度・陽性尤度比ともに非常に優れているという研究結果であるが，1つの検査所見を絶対視することは非常に危険である．病歴・身体所見と"合わない"場合は，慎重に対応する姿勢を忘れてはならない．

　手技は非常に簡単で，「強い圧痛のあるところにリニアプローブをあてて，骨の不連続をみつける」のみである．軽症外傷においては病歴とフィジカルで疑った肋骨骨折と気胸を同時にエコーで見てしまうのがリーズナブルである．肋骨以外の骨折の診断・除外にもエコーは役に立つのでぜひ使ってみよう．

図2　肋骨骨折の画像（X線とエコー）

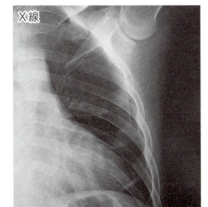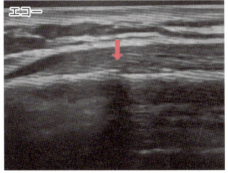

X線：どこが折れているのか，何度目を凝らしても筆者にはよくわからなかった．
エコー：しかし，エコーでチェックすると，一目瞭然！リアルタイムで患者さんに説明できるので，患者満足度も非常に高い印象がある．

肩腱板断裂の診断にもエコー！

転倒により肩腱板断裂（rotator cuff tears）を生じるケースがある（図3参照）．もともと肩腱板を摩耗で傷めている中年・高齢者において，転倒時に手を地面についた際に，肩峰と上腕骨頭に挟まれた肩腱板が断裂してしまうケースが多い．身体診察はempty can test（＝ Jobe's test ＝ supraspinatus test）が比較的優れている（感度74 %，特異度77 %：LR ＋ 3.2，LR − 0.34）が，1つの身体診察で特に秀でているものはなく[8]，身体診察を組み合わせ画像検査を利用して診断する．完全断裂であればX線で確認できることもある（上腕骨頭と肩峰の隙間が消失する）が，部分断裂ではMRIやエコーでの確認を要する．MRIは高価であり即時性の面でも優れていないため，エコーの習得が非常に役に立つ．

ちなみに肩エコーは肩腱板炎，上腕二頭筋長頭腱炎・断裂，肩峰下滑液包炎などの診断についても有用である．"肩関節周囲炎"と一括りにされている慢性の肩痛の鑑別の一助になる（これをきちんと診断し痛みをとってあげると，めちゃくちゃ喜ばれる！）．また，リウマチ性多発筋痛症の診断などにも役立つ（滑液包炎のチェックを行う）．比較的簡単なわりに，かなり汎用性が高いので，ぜひとも肩エコーは習熟してほしい．

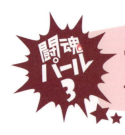

闘魂パール3 骨折・腱断裂など整形外科領域でもエコーは大活躍する！

図3　肩腱板（rotator cuff）

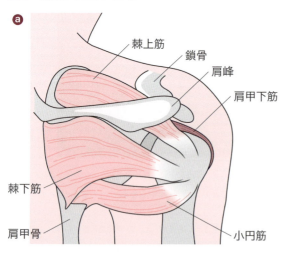
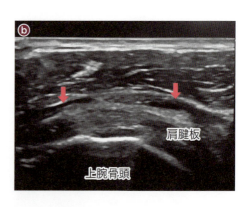

ⓐ：rotator cuff は，棘上筋，棘下筋，小円筋，肩甲下筋の4つで構成されている．
ⓑ：腱板内の層構造が不鮮明であり，腱板内や腱板周囲に低エコー像（水腫あるいは血腫）がみられる．

頭部CTはいつ撮る？ ～Canadian CT Head ruleとPECARN rule

　さて，軽症頭部外傷における頭部CTの適応についても触れておく．頭部CTでは外傷性くも膜下出血や頭蓋骨骨折などを見逃さないことが最重要事項である．一方で，軽症例に不要なCT撮影をしないのも重要である．

　日本は人口あたりのCT（MRI）保有台数世界一[9]であり，また医療費も比較的安いため，CTへのアクセスが非常に良い．よって画像撮影に対する患者さんあるいは医療者の閾値が非常に低い．そうすると，不要なCT撮影を撮る方向で話が進みやすくなってしまう．

　過剰なCT撮影を避けるにはどうすればよいのだろうか．1つはClinical Prediction Ruleを使っての"対話"である．成人の頭部外傷についてはCanadian CT Head rule[10]を，小児例ではPECARN rule[11]などを利用しよう（表1，2）．一方で心配する家族・親御さんの気持ちには十分思いを馳せて対応したい．解決の糸口としては「CTを撮って欲しい」という言葉の裏に隠れている"なぜ"に対し真摯に応えることである．「頭蓋内出血が気になる」とか「頭を打った○○さんが亡くなられたので心配なんです」といった思いを引き出すことが大切だ．今後の方針について一緒に考えていく姿勢が大事であり，その際これらのruleを患者さんと一緒に適宜参照するとよい．

　ちなみに，実はここでもエコーが役に立つ（CTをゴールドスタンダードとした場合のエコーによる頭蓋骨骨折の診断感度100％，特異度97％：LR＋33.3，LR－0[12]）．まず骨折はないだろうという場合，除外のために患者さんや家族が画像検査を強く希望する場合は，エコーを一緒に見ながら安心させてあげることもできるだろう（ただし，感度100％，LR－0といえども，この所見がないから絶対骨折がないと安易に言うべからず．エコーに慣れていない段階であればなおさらである）．

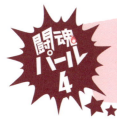

闘魂パール4　患者さんの気持ち・価値観を大切にしつつも，安易に不要なCTを撮らない工夫をしよう！

表1　Canadian CT head rule[10]

臨床所見（1つでも満たせば頭部CTを撮影）
受傷2時間後のGCS＜15
頭蓋骨開放骨折または陥没骨折を疑う
頭蓋底骨折を疑う所見あり[※1]
2回以上の嘔吐
65歳以上
受傷以前30分間以上の健忘
危険な受傷機転[※2]

感度	特異度	LR＋	LR－
98.4%	49.6%	1.95	0.03

※1：鼓室内出血，脳脊髄液瘻，raccoon eyes，Battle sign
※2：車対歩行者の歩行者，車外放出，0.9 m以上または階段5段以上からの転落

（文献13より引用，LR＋・LR－を追加）

表2　PECARN rule[11]

年齢	臨床所見（全て満たせば頭部CTは不要）
2歳未満	意識清明
	親からみて普段と同様
	意識消失なし[※1]
	重篤な受傷機転なし[※2]
	前頭部以外の血腫なし
	頭蓋骨骨折を疑う所見なし
2～18歳	意識清明[※3]
	意識消失なし
	重篤な受傷機転なし[※4]
	嘔吐なし
	重度の頭痛なし
	頭蓋底骨折を疑う所見なし[※5]

	感度	特異度	LR＋	LR－
2歳未満	100%	53.7%	2.16	0
2歳以上	96.8%	59.8%	2.4	0.05

ただし，家族が希望する場合や，医師が必要と判断した場合には撮影を考慮する．
※1：5秒未満の意識消失は除く
※2：0.9 mを超える高さからの墜落，強い衝撃による頭部打撲，車外放出，同乗者の死亡，横転事故，歩行者またはヘルメットを装着していない二輪車対車の事故
※3：不穏，傾眠，健忘，同じ質問を繰り返す，言語指示に対する反応が鈍いことがない
※4：1.5 mを超える高さからの墜落，強い衝撃による頭部打撲，車外放出，同乗者の死亡，横転事故，歩行者またはヘルメットを装着していない二輪車対車の事故
※5：鼓室内出血，脳脊髄液瘻，raccoon eyes，Battle signを認めない

（文献13より引用，LR＋・LR－を追加）

さいごに

　さて，ここまで軽症外傷といったコモンな症例でもエコーがかなり有用であることについてChoosing Wiselyの視点を踏まえてお伝えした．またCTなど高価で非侵襲性とは言いがたい検査については慎重に適応を考えること，その点についてもまたエコーが役に立つことについても述べた．

表3　チャレンジしよう！ 闘魂エコー！（独断と偏見により作成）
※チャレンジしたら左のチェックボックスに，できるようになったら右に✓をつけていこう！

初級編
- ☐ FAST（胸腹水，心嚢液の確認）
- ☐ IVC（下大静脈）径
- ☐ 肋骨骨折などの骨折
- ☐ 尿閉の確認…"尿が少ない"場合は尿閉かもしれない．フィジカルと合わせてチェック！

中級編
- ☐ 胆嚢炎…胆嚢腫大，壁肥厚，周囲液貯留，sonographic Murphy sign[14]および胆石を確認！
- ☐ 総胆管拡張…7 mm未満なら正常，11 mm以上なら明らかな拡張ととりあえず覚える（セブン・イレブンルールと覚える）．実際，8 mm未満であることが多く[15]，胆嚢摘出術後，高齢，女性などで拡張する傾向がある[16]
- ☐ 腹部大動脈瘤…診断制度は高い（感度99％，特異度98％，LR＋49.5，LR－0.01[17]）．尿管結石を疑いエコーをするときは必ずついでにチェック！
- ☐ 水腎症
- ☐ 皮下膿瘍・関節液・滑液包炎の検出
- ☐ 肩腱板炎・上腕二頭筋長頭腱炎…フィジカルと合わせてチェック！ 書籍[18]や動画を参考に

上級編
- ☐ 気胸のチェック（E-FAST）
- ☐ Focused cardiac ultrasound（FOCUS）：①左室サイズ・左室収縮能，②右室サイズ，③心嚢液，④循環血液量（左室・下大静脈）：書籍[19]も参考に
- ☐ 下肢静脈血栓症のtwo-point compression ultrasonography…総大腿静脈と膝窩静脈の2点をチェック．検査精度は高く[20]，比較的簡便であるが未熟な検者の見逃しが指摘されており注意が必要である[21,22]
- ☐ 左室壁運動異常の確認…陳旧性心筋梗塞の患者さんに当てさせてもらおう！
- ☐ 肺エコー…気胸，心不全，肺炎など．書籍[23]も参考に

達人編
- ☐ RUSH-exam…動画でマスターしよう！[24]

実は初期研修医，学生がどのようなエコー手技を習熟すべきか，という点については結論がまだ出ていない．しかしながら，エコーが非常に優れた診断ツールであることは間違いない．検査技師や専門医が行うような心臓・腹部の精査のためのエコーをはじめからマスターしようとするとなかなかうまくいかない．はじめにFASTを紹介した理由は，腹部の精査などに比べ比較的手をつけやすく，馴染みやすい分野だからである．どんどんチャレンジしてみよう！**表3**には，学生・研修医がチャレンジしてほしいPoint-of-Care超音波の目安を独断と偏見であげている．闘魂外来でぜひとも一緒に研鑽を積もう！

引用文献

1) Choosing Wisely® ［http://www.choosingwisely.org］
2) Choosing Wisely Japan ［http://choosingwisely.jp］
3) 特集 Choosing Wiselyで考える習慣的プラクティスのナゾ（北 和也/編），レジデントノート，19：1560-1635, 2017
4) 鈴木昭広：FASTを必ずマスターしよう．「あてて見るだけ！ 劇的！ 救急エコー塾」（鈴木昭広/編），羊土社, 2014
5) Alrajhi K, et al：Test characteristics of ultrasonography for the detection of pneumothorax : a systematic review and meta-analysis. Chest, 141：703-708, 2012
6) Richards JR & McGahan JP：Focused Assessment with Sonography in Trauma（FAST）in 2017：What Radiologists Can Learn. Radiology, 283：30-48, 2017
7) Pishbin E, et al：Comparison of ultrasonography and radiography in diagnosis of rib fractures. Chin J Traumatol, 20：226-228, 2017
8) Gismervik SØ, et al：Physical examination tests of the shoulder : a systematic review and meta-analysis of diagnostic test performance. BMC Musculoskelet Disord, 18：41, 2017
9) OECD Health Statistics 2017 ［http://www.oecd.org/health/］
10) Stiell IG, et al：The Canadian CT Head Rule for patients with minor head injury. Lancet, 357：1391-1396, 2001
11) Kuppermann N, et al：Identification of children at very low risk of clinically-important brain injuries after head trauma: a prospective cohort study. Lancet, 374：1160-1170, 2009
12) Parri N, et al：Ability of emergency ultrasonography to detect pediatric skull fractures : a prospective, observational study. J Emerg Med, 44：135-141, 2013
13) 坂本 壮：救急領域のChoosing Wisely．レジデントノート，19：1596-1604, 2017
14) Bree RL：Further observations on the usefulness of the sonographic Murphy sign in the evaluation of suspected acute cholecystitis. J Clin Ultrasound, 23：169-172, 1995
15) Kratzer W, et al：Caliber of the common bile duct : effect of cholecystectomy and other factors in a ultrasonographic study of 8534 patients. Z Gastroenterol, 53：1161-1166, 2015
16) Peng R, et al：Common bile duct diameter in an asymptomatic population : A magnetic resonance imaging study. World J Radiol, 7：501-508, 2015
17) Rubano E, et al：Systematic review : emergency department bedside ultrasonography for diagnosing suspected abdominal aortic aneurysm. Acad Emerg Med, 20：128-138, 2013
18) 「超音波でわかる運動器疾患～診断のテクニック」（皆川洋至/著），メジカルビュー社，2010
19) 「こんなに役立つpoint of care超音波～救急ICUから一般外来・在宅まで」（鈴木昭広/編），メジカルビュー社，2017
20) Bernardi E, et al：Serial 2-point ultrasonography plus D-dimer vs whole-leg color-coded Doppler ultrasonography for diagnosing suspected symptomatic deep vein thrombosis : a randomized controlled trial. JAMA, 300：1653-1659, 2008
21) Zitek T, et al：Mistakes and Pitfalls Associated with Two-Point Compression Ultrasound for Deep Vein Thrombosis. West J Emerg Med, 17：201-208, 2016
22) Caronia J, et al：Resident performed two-point compression ultrasound is inadequate for diagnosis of deep vein thrombosis in the critically Ill. J Thromb Thrombolysis, 37：298-302, 2014
23) 「こんなに役立つ肺エコー～救急ICUから一般外来・在宅まで」（鈴木昭広/編），メジカルビュー社，2015
24) 「ケアネットDVD 救急エコー最速RUSH」（瀬良 誠），ケアネット，2017

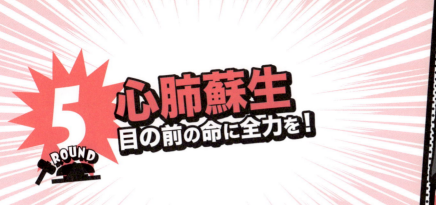
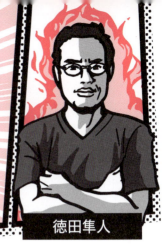

徳田隼人

　心肺蘇生（cardiopulmonary resuscitation：CPR）のキモは，"適切な"胸骨圧迫であり，経口挿管のテクニックや細かい循環作動薬の使い方ではない．さらにこの"適切さ"を，頭で考えなくても身体が動けるレベルまで高めておくことで，初めて救命のチャンスが生まれる．今回筆者が直伝するのは知識レベルにすぎないが，世界中の臨床経験の蓄積から導き出された，標準的な知識である．

　患者の救命及び社会復帰をミッションとし，皆さんが多くの医療スタッフとチームで協働するための，1つめのモットーを送る．

> 救急医療，なかでも心肺蘇生のモットーは，
> 「目の前の命に全力を」

CASE

　70歳男性．突然の胸苦しさを主訴に救急来院した．全身冷汗で末梢冷感が強く，ショックと判断した．酸素投与と心電図モニタリングを開始直後，突然全身脱力し，弱いあえぐ呼吸となった．

　担当医は頸動脈拍動と心電図モニター波形を確認し，すぐに胸骨圧迫を指示した．波形は心室細動（ventricular fibrillation：VF）であり，電気的除細動1回で自己心拍が再開した．12誘導心電図では，胸部誘導で広範囲にST上昇を認め，緊急冠動脈造影検査で判明した左前下行枝の閉塞病変への治療後，集中治療室へ緊急入院となった．急性心筋梗塞によるVFでの心停止であった．

救命の連鎖

　心停止という生命の危機にある傷病者を救命し，社会復帰につなげるために必要な，日本蘇生協議会（Japan Resuscitation Council：JRC）の提唱する"救命の連鎖"[1]をまず提示し，これに沿ってCPRの手順と理論の一部を説明する．

表1　救命の連鎖[1]

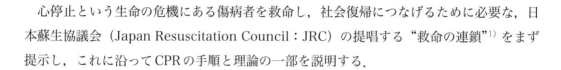

　心停止になってから最良の処置をするより，心停止を予防した方がずっと予後は良い．成人での急性冠症候群への根本的治療や小児に対する家庭内溺水予防やチャイルドシートの装着なども心停止の予防として重要である．

　ただし心停止となってしまった場合，最も重要なのは，心停止の早期認識と，一次救命処置（BLS）である．頻度の高い成人の心停止を念頭に，**「目の前の命に全力」**を尽くせるよう，皆さんへ心肺蘇生のメッセージを直伝する．

心停止の早期認識と通報

　ここでは，心停止の認識が遅れるピットフォールを2つ提示し，それに共通するパールを直伝する．

● 心停止の認識が遅れる2大ピットフォール

a．ピットフォール①…死戦期呼吸の判断ができない

「呼吸していたので心停止とは思わなかった」

　これは，院内心停止の急変時に死戦期呼吸の認識ができず，胸骨圧迫開始が遅れたときによく耳にする発言だ．死戦期呼吸とは，"あえぐゆっくりとした，不規則な呼吸"と表現される（YouTubeで動画が見られるので参考にするとよい）．呼吸が停止してからより，

死戦期呼吸のときから胸骨圧迫を開始した方が救命できる可能性は高いため，ぜひ死戦期呼吸で心停止と判断したい．ただし，呼吸が正常かどうかの判断は，普段から正常な呼吸様式を見ていない人には難しい．もし死戦期呼吸の判断に自信がなければ，心停止と判断し，直ちに胸骨圧迫を開始することが強く推奨されている[1]．

「本当は心停止でなかったら？」

その場合も，臨床上問題となる内臓損傷はなかったと報告されており[1]，心停止で胸骨圧迫が遅れるデメリットの方が大きいと考える．

 普段の呼吸を見ない医療者は，死戦期呼吸の認知が困難

b．ピットフォール②…脈拍の確認に時間がかかる

医療者は自発呼吸の有無を確認しながら，同時に頸動脈拍動の有無をチェックするとされる．ただこれには時間の制限があり，10秒以上かけてはならない[1]．これもやはり死戦期呼吸の判断と同じで，普段頸動脈拍動を観察していないならば，緊急時にその判断は難しい．心停止とは，有効な循環が保たれない状態であるため，頸動脈拍動の有無の判断が難しいときは，心停止を宣言して胸骨圧迫を開始すべきである．ちなみに医療者でも脈拍有無の判断の誤りは決して少なくない[1]．

 パルスチェックで時間を浪費すると救命のチャンスを逃す

以上の心停止の認識に関わる2つのピットフォールの共通点でパールを2つ．

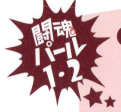

> ❶ 急変時に呼吸と循環の評価を，正確かつ迅速に行いたければ，普段から患者の呼吸と循環をよく観察せよ
> ❷ 反応がなく，死戦期呼吸かどうか判断できなければ，直ちに胸骨圧迫を開始せよ

一次救命処置BLS（心肺蘇生とAED）

❶ 市民によるBLSの重要性

　心停止後に救命処置がなされなければ，15分前後で救命の可能性は限りなくゼロに近づく[2]．市民向けの救命講習や自動体外式除細動器（automated external defibrillator：AED）の普及，消防による電話での胸骨圧迫の口頭指導などで，患者が市民によるCPR〔バイスタンダー（すぐ近くに居る人）CPR〕を受けるケースが近年増えている．また心停止現場に居合わせた目撃者が，救急隊の到着を待たずに迅速な胸骨圧迫とAEDによる電気的除細動を実施すると，社会復帰率が2.3倍高くなるため，市民の協力は救命の連鎖のために必須である（市民による電気ショックの1カ月後社会復帰率46.1％ vs. 救急隊員による電気ショックの1カ月後社会復帰率20.3％）[3]．

❷ 「適切な」胸骨圧迫とは？

　図1に医療者用のBLSアルゴリズムを示した（理解しやすくするため一部図を改変し，補足を加えている）．特に重要な"適切な"胸骨圧迫について，ポイントを3つに分けて直伝する．胸骨圧迫は蘇生用シミュレータなどによるトレーニングを繰り返し，体で覚えてほしい．

a．"適切な"圧迫位置

　胸骨の下半分である[1]．なお北九州市消防局による電話での市民への口頭指導では，「左右の乳首と乳首の間」と指導している．

b．"適切な"強さ・速さ・中断時間

　これは胸骨圧迫のキーワード**「強く・速く・絶え間なく」**そのものである．強さは5cm

5 心肺蘇生

図1 医療者用BLSアルゴリズム（一部改変, 補足）

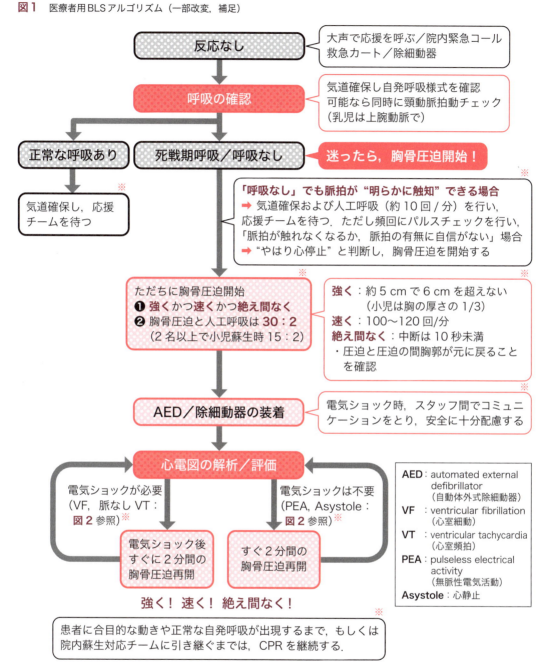

〔「JRC蘇生ガイドライン2015」（一般社団法人日本蘇生協議会／監），医学書院，2016，p49を改変して転載〕
基本的な流れは元図のとおりだが，表現を変えているところもある．※は特に筆者が改変・補足を加えている．必ず元文献のJRC蘇生ガイドライン2015にも目を通すこと．

（2インチ）の圧迫が必要だが，胸郭損傷予防のため6 cmを超えないことが推奨されている[1]．スピードは100〜120回/分である[1]．2分ごとに胸骨圧迫を行う人を交代する必要がある理由は，この強さと速さの質が低下してくるからである．さらに胸骨圧迫の中断時

図2　心停止の心電図波形

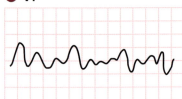
Ⓐ VF

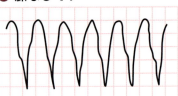
Ⓑ 脈なしVT

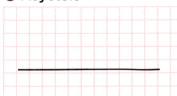
Ⓒ Asystole

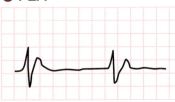
Ⓓ PEA

Asystole：フラットな波形．ただし振幅の小さなVF（fine VFとよぶ）が隠れていることが稀にあるので，AEDではなくマニュアル式除細動器の場合は上級医と確認しよう．
PEA：波形を出しておいて言うのもオカシイが，「これがPEAの波形」というのはない！心停止で，左記3波形（VF，VT，Asystole）でなければ，すべてPEAと考える．

間は10秒未満とし[1]，中断時間を極力最小限にするようチームワークが必要だ．

c．"適切な"圧迫解除

　胸骨圧迫と次の圧迫との間で，胸郭にもたれかかってはいけない．"適切な"スピードと圧迫の強さに加え，圧迫後は圧迫を解除し胸郭を戻すことで，冠灌流圧が増加し，自己心拍再開のチャンスが出てくる[1) 4)]．

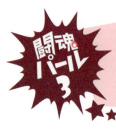

"適切な"胸骨圧迫のポイント3つを，身体で覚える

成人の二次救命処置ALS

　成人のALSでは以下に示すとおり，より高度な医療処置を行うが，電気的除細動と"適切な"胸骨圧迫の重要性が変わることはない．

❶ 気道確保および人工呼吸について

　気管挿管や声門上デバイスによる高度な気道確保とバッグバルブマスク（以下BVM）と

では，生存率に差はなく[1]，BVMで換気が保たれていれば気管挿管を慌てない．注意すべきは，気管挿管時の胸骨圧迫の中断が10秒を超えない[1]ようにすることだ．また挿管後の挿管チューブの位置確認では，呼気中の二酸化炭素分圧を測定し，継続モニタリングが可能なカプノグラフィの使用が推奨されている[1]．挿管直後だけでなく，経過中の数値や台形波形をみることによって，補助換気の調整，心拍再開の様子やチューブ先端位置のズレ等を早期に覚知できるメリットがある．

❷ CPR 中の薬物治療と循環補助について

標準的な薬剤として，アドレナリン（アドレナリン注0.1％シリンジ，ボスミン®）投与がある．アドレナリンは1 mgずつ投与し，これを3〜5分ごとに自己心拍再開（return of spontaneous circulation：ROSC）まで繰り返し投与する．ショック非適応リズム〔無脈性電気活動（pulseless electrical activity：PEA）と心静止（Asystole）〕ではできるだけ速やかに投与する．ショック適応リズム〔VFと脈なしVT（ventricular tachycardia，心室頻拍）〕では電気的除細動が根本治療である．もし難治性ならアドレナリンを使用する[1]が，アミオダロン（アンカロン®）の使用や体外循環を用いたECPR（extracorporeal CPR）の導入を検討することがあり，速やかに上級医と相談する．

❸ 心停止の原因検索について

表2に心停止の原因病態，6H6Tを示す．ALSの蘇生処置と並行して，ベッドサイドエコー，血液ガス分析，ポータブル胸部単純X線を，ROSC後には12誘導心電図を行う．

表2　心停止の原因：6H6T

6H		6T	
Hypoxia	低酸素症	Tamponade	心タンポナーデ
Hypovolemia	循環血液量減少	Thrombosis coronary	心筋梗塞
Hydrogen ion	アシドーシス	Thrombosis pulmonary	肺血栓塞栓症
Hypothermia	低体温	Tension pneumothorax	緊張性気胸
Hypo/Hyper-kalemia	低/高カリウム血症	Toxins	中毒
Hypoglycemia	低血糖	Trauma	外傷

原因病態の推測は，検査結果以外にも，処方薬やかかりつけ医・目撃者からの情報，救急隊接触時の初期心電図波形なども参考にする．また最終生存確認時刻はCPR中止の判断材料の1つとなるため，救急隊員から必ず聴取する．

おわりに

　皆さんは救急隊員の心肺蘇生を見たことがあるだろうか．胸骨圧迫の質，隊員同士のコミュニケーション，スピードなど多くのことを学べ，リーダーシップやチームワークの重要性も認識できる．彼らは**常にトレーニングを重ね，準備を怠らないから，いざという時に身体が動く**のだ．そんな彼らから受けた救命のバトンを集中治療室での心拍再開後の集中ケアにつないで，皆さんが"救命の連鎖"を形成するために，**「目の前の命に全力」**を尽くしていただきたい．

　また懸命の心肺蘇生処置にもかかわらず，残念ながら救命できないケースも多い．突然のことで不安と悲しみのなかにある家族に対する，医療者としての皆さんの配慮や態度も，プロフェッショナリズムの実践の場である．

最後にアメリカ沿岸警備隊やボーイスカウトのモットーを贈る．
『SEMPER PARATUS（ALWAYS PREPARED）：常に備えあれ』

引用文献
1）「JRC蘇生ガイドライン2015」（一般社団法人日本蘇生協議会/監），医学書院，2016
　➡ 5年ごとにガイドラインは改訂され，オンライン版がホームページからで無料でダウンロードできる．
2）Holmberg M, et al：Effect of bystander cardiopulmonary resuscitation in out-of-hospital cardiac arrest patients in Sweden. Resuscitaion, 47：59-70, 2000
　➡ バイスタンダーCPRの重要性もわかるが，スウェーデンのCPR普及率は20年前程前ですでに国民の2割程度あったというのもすごい．
3）総務省消防庁：「平成28年版救急・救助の現況」（救急蘇生統計）［http://www.fdma.go.jp/neuter/topics/fieldList9_3.html］
　➡ 10年分の救急統計の推移や各県ごとのデータもある．
4）「改訂第4版 救急診療指針」（一般社団法人日本救急医学会/監），へるす出版，2011
　➡ 救急科専門医試験のバイブル．胸骨圧迫のメカニズムは一読の価値あり．

参考文献〜もっと学びたい人のために
1）「救命救急・集中治療エキスパートブックR35」（三宅康史/編），日本医事新報社，2017
　➡ 重症病態ごとのマネジメントがわかる．指導医的な上級医向け．
2）「Team STEPPS®を活用したヒューマンエラー防止策SBARを中心とした医療安全のコミュニケーションツール」（東京慈恵会医科大学附属病院看護部医療安全管理部/編著），日本看護協会出版会，2017
　➡ コミュニケーションツールとしてのSBARから急変対応時のチームワークまで，明日から実践できる内容．

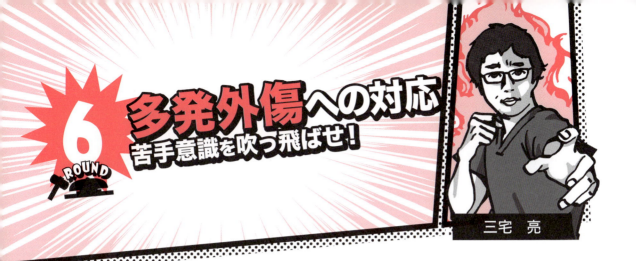

ROUND 6 多発外傷への対応
苦手意識を吹っ飛ばせ！

三宅 亮

　救急外来における外傷患者の割合は多く，救急科ローテーションやER当直などではよく遭遇する．しかし，外傷とひとえにいってもその重症度はさまざまであり，転倒による打撲・捻挫や各所の切創などの軽症例から交通外傷・墜落・刺創・銃創など，ときに瀕死の状態で搬入される重症多発外傷まで多岐にわたる．最初に「多発外傷対応は大変だが，一方やりがいに満ちている」ことを伝えたい．

　重症多発外傷に対して苦手意識をもっている初期研修医は比較的多いと思われる．その苦手意識はおそらく複数カ所の損傷があるため，すべてを処理しきれなくなり慌ててしまうことが一因と思われる．また緊急度が高いケースであれば，分単位の対応，場合によっては秒単位での対応が求められることも苦手意識の原因である．言い換えると，この「厳しい時間的制約のあるマルチタスク処理」という状況に対応し得ることが苦手克服のカギの1つと考えることができる．本稿では各論などは成書[1)2)]を参考にされることを前提に，いかに苦手意識を克服するかにスポットをあてて救急医療における多発外傷診療を考えていこうと思う．

CASE

60代の男性．軽自動車と普通自動車の正面衝突で受傷．患者は軽自動車の運転手．スピードは60 km/時間程度と推測され，目撃者あり．車は横転し高度変形，シールベルトはしておりエアバックは作動．駆けつけた救急隊員の観察では，血圧90 mmHg触診，脈拍120回/分，呼吸数32回/分，SpO_2：100％（リザーバーマスク12 L），意識レベルGCS＝E1V2M5，後頭部からの活動性出血に対し圧迫止血，その他胸郭打撲，四肢高度変形（一部開放創あり），骨盤動揺の疑い．約10分後に病院へ搬入とのコールがあった．看護師や上級医も院内・院外から集まってきた．

このようなケースにおいて，初期研修医はどう対応すべきだろうか？

救急外来における重症多発外傷診療の到達点は高く，上級医の立場の医師には知識・技術に加えて方針決定・チームを統率する力まで求められる．では初期研修医の到達目標は何か，将来どんな上級医を目指して目標を立てればよいか？そういった目標設定にも着目し，多発外傷における苦手意識を取り去り，立ち向かっていく力をつけるよう闘魂を注入したい．

受け入れ体制はできているか？

「比較的平和な」救急外来，つまりERを訪れている患者数が比較的少ない時間．そこに，いざ重症外傷搬入コールが鳴ると状況は一変する．さて，救急病院に求められる能力はその瞬間だけで十分だろうか．重症患者受け入れには**人**（初療外傷チーム，外傷外科医，脳外科医，整形外科医，麻酔科医など），**物**（気道・呼吸・循環・体温管理のセット，緊急輸血，ER開胸・開腹セットなど），**場所**（手術室，血管造影室，集中治療室）が必要である．これを"戦場"と考えるとよい（図1）．コールが鳴ってから受け入れ可能かを一から判断するのでは遅い．24時間，常に病院として今重症患者が搬入されても対応可能なのかを意識しておく必要もある．

また，その意識・準備が時間短縮となり前述の時間的制約からくる焦りを解消させる1つの要因となる．病院全体では常に救急外来を意識して他科診療が進行しているとは限らず，「外科・脳外科が並列で手術中である」「血管造影室では心臓カテーテル治療が行われている」などを随時自動的に救急外来が把握できるシステムが重要である．コールの時点で人・物・場所の状態を救急チーム全員（初期研修医も）が知っておくべきである．

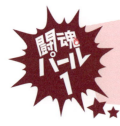 外傷が起きる前から勝負は始まっている

図1 重症多発外傷患者受け入れのために必要な準備

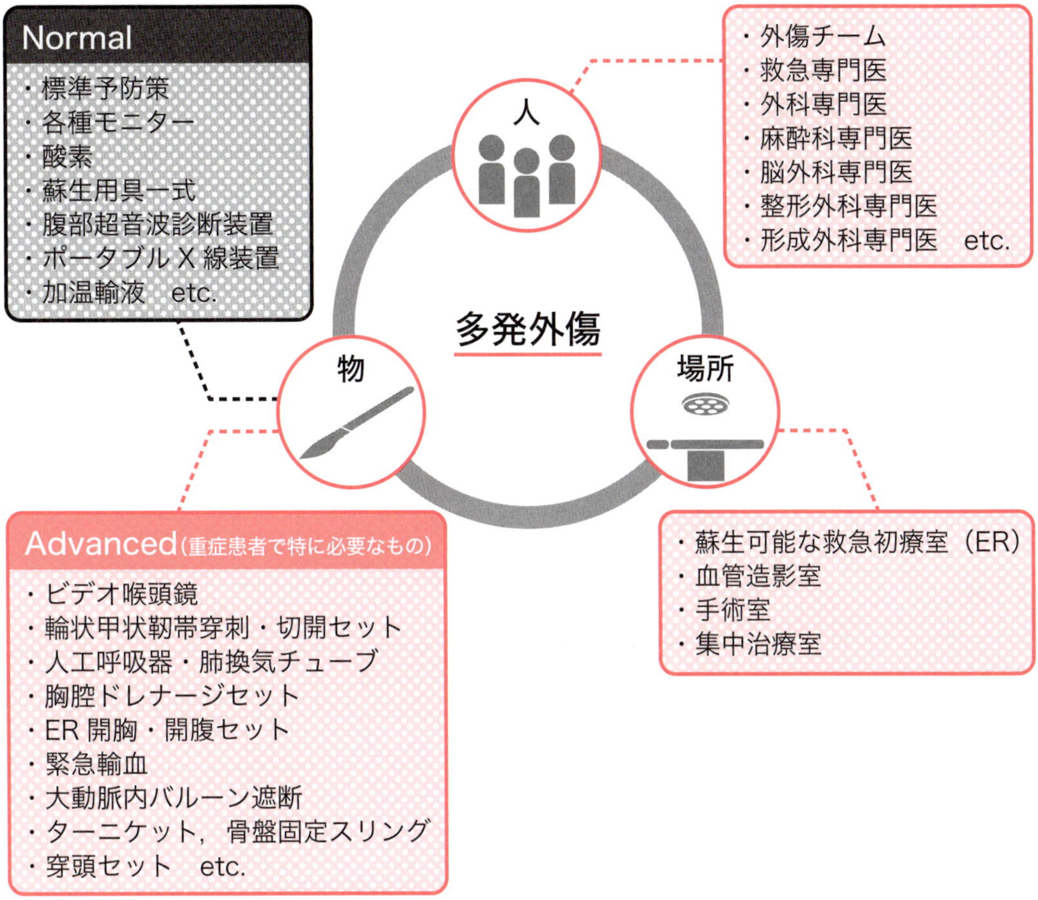

Normal
- 標準予防策
- 各種モニター
- 酸素
- 蘇生用具一式
- 腹部超音波診断装置
- ポータブルX線装置
- 加温輸液　etc.

人
- 外傷チーム
- 救急専門医
- 外科専門医
- 麻酔科専門医
- 脳外科専門医
- 整形外科専門医
- 形成外科専門医　etc.

多発外傷

物

場所
- 蘇生可能な救急初療室（ER）
- 血管造影室
- 手術室
- 集中治療室

Advanced（重症患者で特に必要なもの）
- ビデオ喉頭鏡
- 輪状甲状靭帯穿刺・切開セット
- 人工呼吸器・肺換気チューブ
- 胸腔ドレナージセット
- ER 開胸・開腹セット
- 緊急輸血
- 大動脈内バルーン遮断
- ターニケット，骨盤固定スリング
- 穿頭セット　etc.

外傷チームとは何か？

　搬入依頼があれば即座に準備を開始する．特にPrimary Survey［p81］・蘇生に必要なもの（図1）は頭に入っているだろうか．また人の準備の1つとして当院でも搬入傷病者情報（外傷医療に一番重要な外傷受傷機転＝Mechanism of Injury：MOI）をもとに外傷チーム立ち上げ（Trauma Team Activation）が行われる．

　特に多発外傷ではリーダーを中心に多くの医師・看護師・検査技師などが集合しチームで対応する（図2，3）．チーム診療の迅速性・確実性は指揮系統と役割分担の明確化なしには達成できない．方針決定能力や高度な技術が求められることはない初期研修医としてどのような役割を担うべきであろうか．搬入後に自分が初期研修医として何をすべきかを予めリーダーと確認しておきたい．場合によっては，ある程度の技術を要する役割が当た

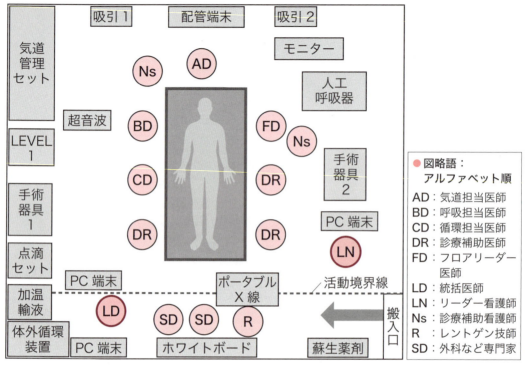

図2 重症多発外傷時の診療体制

（文献2を参考に作成）

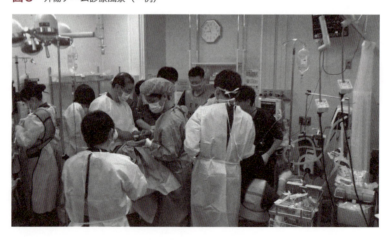

図3 外傷チーム診療風景（一例）

られることもあるかもしれない．そのために，いくつかのシミュレーション訓練を受けておくことが要求される．もしリーダー上級医が1人しかいない場合，君たちが二番手の役割を担うことも起こり得るからである．

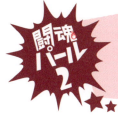 外傷初療での自分の役割を確認！

Primary Surveyの実践

　外傷診療において最も重要なことは「生理学的異常の徴候の有無を中心に，生命危機にあるかどうかを把握し（Primary Survey），適切なResuscitation（蘇生）により生命危機を回避すること」とされている[1]．蘇生の根幹をなす気道・呼吸器系・循環系に加えて生命の危機をきたす中枢神経障害と全身の露出と保温の重要性を加えた（**A**ir way, **B**reathing, **C**irculation, **D**ysfunction of CNS, **E**xposure and **E**nvironmental control）**ABCDEアプローチ**（図4）は国際的にも標準化されており，Primary SurveyではABCDEの異常を把握し，この順で蘇生を行う．これは外傷診療に限ったことではなく，内因性疾患（敗血症性ショックなど）においても同様である．また一方でwalk-in症例や搬入傷病者情報からTrauma Team Activationが必要ないと判断された症例では，初期研修医が1人で外傷診療を実施することもある．そういった場面，なかには重症である場合や重症化するケースがあり，的確なPrimary Surveyが適切な上級医コンサルトの礎となる．診察・問診，超音波技術（FAST：Focused Assessment with Sonography for Trauma，p60参照），ポータブルX線画像の読影能力がその中心である．さらに，ここでも受傷機転が重要であることは言うまでもない．目の前の傷病者の外傷の状態を診つつ，受傷機転から推察される起こり得る外傷を頭に浮かべながら診療を進めることで，複数ある外傷のうちどの外傷が最も重要かを推察できることがある．

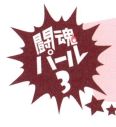 初期研修医にまず求められるのは
Primary Surveyの理解と実践である

図4 Primary SurveyのABCDEアプローチと蘇生の種類

ABCDEアプローチ	蘇生の戦略・処置
Air way（気道の開放） ↓ **B**reathing（呼吸管理） ↓ **C**irculation（循環管理） ↓ **D**ysfunction of CNS（中枢神経障害） ↓ **E**xposure and **E**nvironmental control（保温と全身露出）	・確実な気道確保（輪状甲状靱帯穿刺・切開含む） ・陽圧補助換気 ・胸腔穿刺・ドレナージ ・心嚢穿刺・開窓術 ・輸液，輸血，トラネキサム酸投与 ・止血（開胸/開腹，経動脈的塞栓術など） ・創外固定 ・ABC安定化による二次脳損傷の予防 ・保温　　etc.

（文献1，2を参考に作成）

上達の心得

多発外傷診療で必要となる処置は多岐にわたり専門性の高いものもあるが，まずは Primary Surveyにおける蘇生戦略・処置を理解することが重要である（図4）．酸素投与，静脈路確保・輸液・輸血，気管挿管・胸腔穿刺/ドレーン挿入・圧迫止血，保温などは理論を十分に理解し上級医に教えを請い，できるだけ早く習得したい．一方，初療室での開胸/開腹による止血処置などは初期研修医が到達するレベルではない．その中間に位置する輪状甲状靱帯穿刺・切開や心嚢ドレナージは，頻度が低いことが原因でいざというときには不安や恐怖が出てくる．それを補填するには，理論の理解以外にOff the Job Training：OJTが必須となる．またどんどん見学や助手をすることも効果的であり，「いつか自分がやる」と想像しながら学びたい．

多発外傷への対応 6

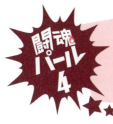

Primary surveyから蘇生行為へ参加する

おわりに

　少しでも多発外傷診療に闘魂注入ができただろうか．冒頭で提示したような外傷症例にどのように研修医として対応すべきかを想像できただろうか．苦手意識をなくすには，①準備の理解，②役割把握，③Primary Surveyの理解と実践，④蘇生の理解と研修医としての到達点・目標設定が一助となる．時間があれば，アメリカの医学ドラマは参考になる．『ERシリーズ』，『Chicago Med』，『Grey's Anatomy』などは，医学考証もかなりしっかりしており，病気のこともほとんど正しい．

　多発外傷診療は突き詰めると奥が深く終わりはない．目の前の外傷症例を何とかして助けたい（モットーは"Save Together"）という気持ちをもち続け努力し続ければ，いつの日かチームのリーダーとして活躍する日が来る．そのために，常日頃から準備しておくことも必要である．

 SEMPER PARATUS：常に備えあれ

引用文献

1）「改訂第5版 外傷初期診療ガイドライン JATEC」（日本外傷学会・日本救急医学会/監，日本外傷学会外傷初期診療ガイドライン改訂第5版編集委員会/編），へるす出版，2016
　➡ 外傷診療の基本中の基本を体系立って解説している1冊．外傷診療の共通用語となる．
2）「外傷専門診療ガイドライン JETEC」（日本外傷学会/監，日本外傷学会外傷専門診療ガイドライン編集委員会/編），へるす出版，2014
　➡ 1）のJATECガイドラインにより外傷初期診療を徹底的に学んだ後に，いかにその先の決定的な判断・治療などを行うかという次のステップの1冊．

外傷外科・Acute Care Surgery との出会い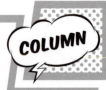

外傷診療が多い当院で初期研修を行い,その後外科専門医を目指し他院で手術手技を含めた修練に日々追われていた専攻医時代.少しずつ興味のウェイトは外傷よりも癌診療に傾きつつあったとき,書籍『Top Knife』[1] との出会い,Acute Care Surgery 研究会(現日本 Acute Care Surgery 学会)との出会い,現病院への再赴任の3つが重なった.消化器外科定期手術に加えて,Acute Care Surgery 領域(外傷手術,急性腹症手術,外科的集中治療)を"天職"にしたいという熱い闘魂が燃えあがったことを覚えている.現在では先輩方や他科チームに支えられ病院全体の新たな目標設定や質の改善まで行っている.今後の外傷/Acute Care Surgery 領域の学問の発展にも大きな期待をもっている.

参考文献〜もっと学びたい人のために
1)「Top Knife:The Art & Craft in Trauma Sugery」(Hirshberg A & Mattox KL), TFM Publishing, 2005
   → 外傷外科医,もしくはめざす医師で知らない人はいないというくらいの有名な著書.これを手にとり読んで胸が熱くなるのであれば外傷外科に向いていると思う1冊.

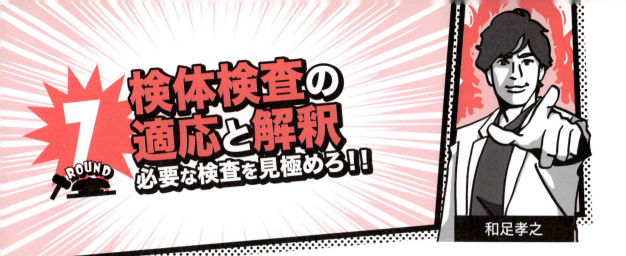

ROUND 7 検体検査の適応と解釈
必要な検査を見極めろ！！

和足孝之

「To do or not to do, that is question．行うべきか，行わないべきか？」検体検査にとどまらずすべての臨床現場での行為は常に同様の判断が要求される．われわれ執筆陣が敬愛するWilliam Osler医師は「医学とは不確実性の科学であり，確率の技術である」と述べている[1]．検体が普及していない時代に，磨かれた診察技術でのみ勝負をしていた臨床医は臨床の本質を後世の医師に伝えている．われわれ臨床医は潜在意識下で言語的かつ理論的に説明できる情報も，説明できない情報も統合して瞬時に判断していることが多い．この判断は初学者からみれば何をどのような根拠で判断しているのか一見して理解しにくい．自分が研修医であったときにも，優れた臨床医の行うアートとも称される技術に心を奪われることが多々あった．闘魂外来では実践的指導の目玉の1つとして参加者に検査のオーダーから解釈までの流れを実際にすべて組ませるということをしている．検査の有益性はもちろんその有害性（侵襲性や金銭面での負担）も研修医や医学生に考えさせることで，流行りの感度・特異度を超えた検査の適応と解釈について学ぶ機会になる．ここでは実際の臨床医の思考の過程を例にとりながら，可能な限り数式を使わず平易な言葉で述べてみたい．

CASE

1年目医師は20歳女性の腹痛の診察をベテラン上級医から指示された．腹部所見は心窩部に著明な圧痛がある．触れる程度の打診でも顔面を蹙めて痛がるために，採血検査を行った．採血検査は血清アミラーゼ値が129 IU/L（基準値40～125 IU/L）とほんの少し上昇している以外は異常が見受けられなかった．電話で上級医に「アミラーゼが上がっていて，腹痛がひどい」と相談したところ，造影CTをとるよう指示を受けた．しかしCTでも異常所見が見当たらず，隣にいた後期研修医に一緒に診察を行ってもらったところ，患者の痛みの表現に再現性がな

いこと，拒食症様の体型をしていること，また繰り返し嘔吐している病歴があることが判明した．

　現行の医学部の教育の問題点であるが，試験を得意とする医学生は設問の中から最適解を探す思考に陥りやすく，極端な話をすれば"この症状はこの診断"といったように1：1対応しかできない医学生や研修医が非常に多い（自分の医学生時代に比べればマシであるが）．このケースでも腹痛＋採血検査のアミラーゼ上昇≒膵炎と容易に診断が想起されている．臨床推論と診断学は他稿に譲るが，ここでは検査の適応と解釈について闘魂注入を行う．最初に行っておくが，一般的に学校で習う身近な内容ではない．しかし，これがグローバルスタンダードであり，臨床現場で必要な真の闘魂である．医師になって数年経った後にもう一度読み直してほしい．

診断の中での検査の役割

　図1を見てほしい．左側の縦軸は識別診断の数，右側の縦軸は診断の確率だ．例えば胸痛の患者がERに運ばれてくるとする．電話での情報から君はスマホを参考にしながらできるだけ多くの鑑別診断をあげる［15個位］．来院後は最初のファーストインプレッションで瞬時に情報を集めているだろう．患者の見た目は50代の男性で，肥満，タバコを吸ってそうで（爪にヤニ），呼吸は荒く，Tシャツが濡れるくらいの冷汗をかいている．この時点で君は心血管系のイベントを考慮して鑑別診断を絞っているだろう［8個位］．そこから病歴で労作時の胸痛，突然発症，喫煙歴，既往歴に糖尿病，家族歴に心筋梗塞などを聞き出した［5個位］．身体所見は冷汗以外にあまりなかったとしても，最後の武器である心電図や採血検査（心筋酵素測定など）で急性心筋梗塞の確定診断にたどりつく［1個］．このように，当初数多くの鑑別診断が上がったがこれが絞られていくと同時に正確な診断の確率も上がっていく．もちろん，疾患や診察の状況（救急搬送なのか，外来なのか，病棟なのか）で上記の順番や，病歴や身体所見の威力は変わってくるが，根本原則の流れは変わらない．まとめると，すべての情報や検査は診断をRule InもしくはRule Outするために行われているのである．

図1 臨床現場で診断が行われるプロセス（和足案）

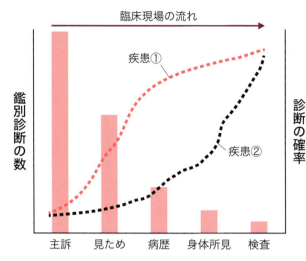

診断の確率のグラフは色を変えて，検査よりも見ためや病歴が重要な疾患①，身体所見や検査が有効な疾患②の場合の違いを例に点線で示した．診断の確率は検査後確率ともいえる．

※教科書的には見ためは視診に分類されるが，実際の闘魂外来の現場では患者が入って来たまさにそのときにすでに潜在意識下で大量の情報を集め直観的診断（System1）を活用しているために他の診察項目より早い段階として区別した．

（文献2を参考に作成）

　要するに診断に対する検査を行うときには，その前にどれ位の確率（事前確率や検査前確率 Pre-test probability とよぶ）であるかすでに予想していることがわかる．

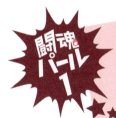

検査とは検査後確率＝診断精度を高めるための武器である．敵を効率良く倒すために最適な武器を絞って選択する

感度(Sensitivity)・特異度(Specificity)をシンプルに理解する

　この本の読者層は熱心な研修医・医学生が多いと思う．そんな諸君も感度・特異度・尤度比・陽性的中率・有病率などの言葉が並ぶだけできっと文章の意味がわからなくなってしまうだろう．そもそも感度や特異度と行った日本語のイメージと真の定義に乖離があり，それらの"日本語の説明"自体が初学者にはすでに難しい．さらに疾患の有る無し，検査の陽性陰性を分けた2×2の表（**表1**）を見るだけ筆者も悲鳴を上げてきた．今振り返ると，自分が学生時代の最大の失敗はこのアルファベットと言葉をやみくもに暗記しようとしていたことにあった．

表1　2×2表

		疾患 +	疾患 −	
検査	+	a	b	a＋b
検査	−	c	d	c＋d
		a＋c	b＋d	a＋b＋c＋d

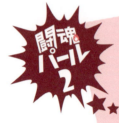

闘魂パール2　すべての検査・所見・徴候には感度・特異度があり，感度は除外診断に，特異度は診断の絞り込みに使える

感度が高い検査が陰性であった ➡ 除外に使える（SnNout）

感度（Sensitivity）＝ a /(a＋c) で表す．

表2　感度のみを示した表

		疾患 +
検査	+	99
検査	−	1
		100

　感度について理解してほしいポイントは，この**表2**のように疾患があるグループだけを見る．ある疾患が有る場合に検査が陽性になる確率が感度であり，この場合は**感度 ＝ 99 /（99＋1）で感度99％となる．**ここまでは単なる数字であるが，この臨床上の真の意味は，**ある疾患をもった患者100人を検査（診察や徴候など含む）すれば99人は通常陽性になる**

ということなので，この検査が陰性であった場合は除外に使えるということがわかる．本邦の臨床医のなかでは十分に高い感度（**Sen**sitivity）の検査をしたら陰性（**N**egative）であった場合⇨除外（rule **out**）に使えるという意味を略して**SnNout**とよばれる．

> 特異度が高い検査が陽性であった ➡ 診断確定に使える(SpPin)

特異度は疾患が無い健康なグループだけを見ており，
特異度（Specificity）= d /(b + d) で表す．

表3　特異度のみを示した表

		疾患
		−
検査	+	2
	−	98
		100

疾患が無い場合に検査が陰性になる確率が特異度であり，**表3**の場合は**特異度＝ 98 /（2 ＋ 98）で特異度98％**となる．疾患が無い健康な患者群100人を検査（診察や徴候など含む）すれば98人は通常陰性になるということなので，この検査が陽性であったらやはり本当に病気であると考えられ，診断の絞り込みに使えるということがわかる．こちらも同様に十分に高い特異度（**Sp**ecificity）の検査をしたら陽性（**P**ositive）であった場合⇨診断の確定（rule **in**）に使えるという意味を略して**SpPin**とよばれている．

感度と特異度の解釈について慣れたところで夢を砕くことに言及するが，感度100％・特異度100％という検査は事実上存在しない．どのような検査や所見・徴候もそれが異常か異常でないかを決定するためのカットオフ値というものを定めなければならない（**図2**）．異常であるか異常でないかは個人によって異なる（例：身長190 cm男性，収縮期血圧142 mmHgは正常…など）ために間違って陽性（偽陽性），間違って陰性（偽陰性）になるケースが必ず生まれてしまう．左側の山（**図2A**）は疾患（＋）で右側（**図2B**）は疾患（−）である．縦線は検査の正常・異常のカットオフ線である．

図2 疾患（＋）と疾患（－）群の分布と検査異常のカットオフ値の変化

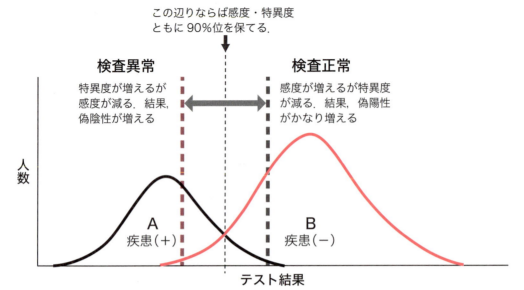

（文献2を参考に作成）

　このカットオフの範囲を右側へ移動させれば，検査値の正常域が狭くなりほとんどの真の疾患（＋）群を捉えることができるが，代わりに正常の健康群も陽性と診断してしまう割合が増える（偽陽性の増加）．逆に左側へ移動させれば，疾患（＋）群の患者の多くを検査陰性で正常である判断してしまう（偽陰性の増加）．検査の異常値・正常域などのカットオフ値は通常，偽陽性と偽陰性を最小化するように設定され，このことからも感度100％特異度100％などといった完璧な検査は現実的に存在しない．

闘魂ピットフォール 1　100％の完璧な検査というものは存在しない

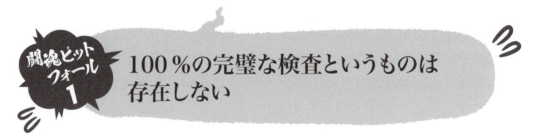

陽性的中率 (Positive Predictive Value：PPV) と
陰性的中率 (Negative Predictive Value：NPV)

　疾患が有る群をみるのが感度，疾患が無い群をみるのが特異度であったが，図1に示したように疾患の有る無しは検査前にわからないので臨床推論の診断の流れとは逆である．

このために，ある検査をした場合にどれだけ疾患の有無を当てられるかをみる確率を計算したくなるだろう．それが**陽性的中率**と**陰性的中率**である．

表4 感度99％・特異度98％の場合の2×2表

		疾患 +	疾患 −	
検査	+	a	b	a+b
検査	−	c	d	c+d
		a+c	b+d	a+b+c+d

		疾患 +	疾患 −	
検査	+	99	2	101
検査	−	1	98	99
		100	100	200

感度99％・特異度98％の場合，それぞれの計算の方法は下記である．

陽性的中率 = a/(a+b) = 99/101

陰性的中率 = d/(c+d) = 98/99

陽性的中率は検査で陽性となった者の中で本当に疾患を有する患者の割合であり，陰性的中率は検査が陰性となった者の中で本当に疾患が無い場合の割合である．実際に**表2，3**の感度99％・特異度98％で計算すると，陽性的中率は98％，陰性的中率は99％ときわめて高いことがわかる（**表4**）．感度・特異度とは異なり，実際に検査をした場合のその**検査結果の解釈に直接つながる**ことと，検査をして診断を絞り込む**臨床推論の流れに沿っており感覚的に理解しやすい**というメリットがある．

有病率・検査前確率

有病率とはある一時点の空間において，疾病を有している人の割合である（**図3**）．有病率も検査前確率も計算上は同じことであるが，臨床の現場では意味が異なり前者は疫学的な意味を，後者は検査を主体に置いた言葉である．もちろん，これは自分が診療している場所がクリニックなのか，大学病院のERなのかでコモンな疾患やレアな疾患の遭遇率が変わってくる．そのために，普段から疾患の疫学や自分のクリニカルセッティングの情報を事前に仕入れておくとよい．例えばインフルエンザのように流行期にきわめて有病率が上がる場合は有効である．有病率や検査前確率は場所，時間帯，季節，地域性，人種，医療現場のセッティングなどの空間的な異なりで大きく変化する．

図3　有病率のイメージ

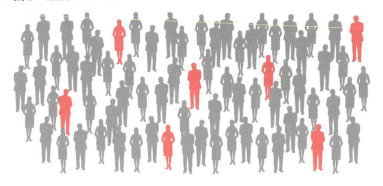

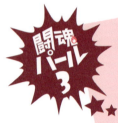

闘魂パール3　有病率・検査前確率（のイメージ）は文献や教科書などの前情報から仕入れておく．つまり普段疫学を勉強しておく

● 有病率による陽性・陰性的中率の変化

　検査へのアクセスが世界有数の日本と検査が十分にできないタイでの医療の経験から有病率（検査前確率）による陽性・陰性的中率の差をみる．2015年の厚生労働省の報告から本邦でのHIV陽性者は約2万5千人であるとして，有病率は約0.0002％である．60人に1人はHIVに感染しているとされるタイの，とりわけバンコクの中心街はHIV陽性率5％であるとする．

表5　有病率0.0002％の場合

検査		疾患 +	疾患 −	計
	+	198	19,996	20,194
	−	2	979,804	979,806
		200	999,800	1,000,000

　表5は日本でやみくもに100万人に対してHIV検査（感度99％・特異度98％）を行っ

た場合に想定される結果である．元々の有病率が低いために，陽性的中率は0.98％まで極減しており全く役にたたないばかりか，なんと19,996人もの偽陽性を出してしまっている．ここからも検査前確率が低いときに当てずっぽうで検査する弊害を理解していただけるであろうか．読者諸君も何気なく受けたHIV検査が陽性であったことを想像してほしい．悩み苦しんだ挙句その結果は99％近く偽陽性なのである．これが，検査の絨毯爆撃診療の悪い代表例である．

表6 有病率5％の場合

		疾患 +	疾患 −	
検査	+	49,500	19,000	68,500
検査	−	500	931,000	931,500
		50,000	950,000	1,000,000

　一方で，世界有数のバンコクの歓楽街でのHIV陽性率が5％とすると，**表6**のような結果が想定される．なんと日本では1％にすら満たなかった陽性的中率が72.3％まで跳ね上がる．バンコクでは医療経済の問題からやみくもにHIV検査はせず，病歴や性交渉歴，ドラッグ使用やタトゥーの有無などの情報を考慮してから初めて検査を行うために，実際には検査前確率がさらに上がり，結果として陽性的中率も90％以上にまで簡単に精度をあげることができる．

　まとめると，すべての検査の適応と解釈は有病率・検査前確率を意識して行うことが前提である．ある検査の感度・特異度・陽性的中率の数字を振り回して話をする前に，検査前確率を可能な限り上げることが重要なのだ．そこから病歴や身体所見から情報を徹底的に拾う姿勢の重要性がわかってもらえると思う．

検査の陽性・陰性的中率はそのとき，その場所の有病率やその状況での検査前確率に強烈な影響を受ける

尤度比

❶ 尤度比とは？

次に検査の解釈をさらに深めるために尤度比（LR：Likelihood Ratio）について理解する必要がある．この尤度（尤もらしい）という日本語そのものが感覚的にわかりにくく，英語のLikelihood ratioという響きの方が○○っぽいと直感的にわかりやすい．慣れない言葉は慣れれば空気のような存在となる，ぜひ読者の闘魂で耐えてほしい．尤度比（LR）の定義は下記のとおりである．ここで，もう一度感度と特異度の求め方を**表7**で確認しつつ，実際にノートに作成してみて計算してほしい．

- 陽性尤度比 ＝ {a／(a＋c)} ／ (1－{d／(b＋d)}) ＝ 感度／(1－特異度)
  ⇨ 病気の有る人が検査陽性となる確率を，病気の無い人が検査陽性となる確率で割ったもの．

- 陰性尤度比 ＝ (1－{a／(a＋c)}) ／ {d／(b＋d)} ＝ (1－感度)／特異度
  ⇨ 病気の有る人が検査陰性となる確率を，病気の無い人が検査陰性となる確率で割ったもの．

表7　2×2表

		疾患		
		＋	－	
検査	＋	a	b	a＋b
	－	c	d	c＋d
		a＋c	b＋d	a＋b＋c＋d

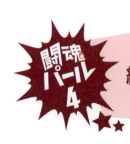

統計用語から逃げない，闘う

感度・特異度と的中率でいいじゃない？何でこんな紛らわしい計算が必要なの？と思った読者が多いはずだ．その答えは，尤度比は検査前確率や有病率に影響を受けないことに

ある．前述したように，感度・特異度・的中率は検査前確率や有病率等に多大な影響を受けるために状況等が異なると使えなかった．他のメリットとしては検査前確率と尤度比から簡単な計算で検査後の確率を表すことができる．つまり臨床現場での連続的な流れである病歴⇨身体所見⇨検査のやり取りで最終的な確率がどれくらいになるかを予測できるのだ．

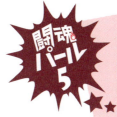

闘魂パール5　尤度比(LR)の最大のメリットはすべての情報(病歴・身体所見・検査結果)等から随時検査後確率を推定できることにある

❷ 尤度比は疾患である確率を左右する

極論すると，尤度比とはその疾患である確率を上げるか下げるかを直接左右する値といえる．陽性尤度比（LR＋）は大きければ大きいほど検査が陽性のときにその疾患である確率が高まるし，陰性尤度比（LR－）は0に近ければ近いほどその検査が陰性のときにその疾患である確率が低くなると理解する．

表8　心原性失神に対する尤度比の一覧

		感度	特異度	LR＋	LR－
65歳以上	心疾患の既往	94	64	2.6	0.1
	2回以下のエピソード	66	49	1.3	0.7
	ミオクローヌス様運動	18	97	6.0	0.8
	労作時発症	15	99	15.0	0.9
	臥位での発症	7	99	7.0	0.9

Am J Cardiol, 96（10）：1431-1435, 2005
（文献3，p22より引用）

心原性失神を例にして考えてみよう．例えば，65歳以上の失神の患者がERに搬送されてきたとして，その患者の病歴聴取で臥位の状態で失神発作が起きていることが確認（LR＋7）できれば心原性失神の診断に近づき，一方で既往歴に心疾患がなければ（LR－0.1）可能性はかなり低くなる（表8）．ここで尤度比から検査後確率を視覚化するための物差しであるモノグラム（図4）を用いて，実際に診療中の検査や所見の診断の確率の変化をみて

みよう．

だいたい大学病院ERに搬送される失神患者のうち心原性失神である割合と，搬送時の患者の第一印象から心原性である検査前確率は約30％と考える．65歳以上であるこの患者の既往歴に心疾患が無かった（LR－0.1）場合は図4aのように，中央線の尤度比0.1を結び伸ばすと検査後確率が約5％にまで減少する．つまり，この時点では十中八九，心原性失神ではないと考えられる．しかし，家族からの追加の病歴で，ミオクローヌス様運動（LR＋6.0）が確認されたことが判明すると検査後確率は再度30％弱まで持ち直した（図4b）．さらに，臥位の姿勢で失神が起きている情報（LR＋7.0）も追加されると70％の確率で心原性失神の可能性があるということが推定される（図4c）．ここに心電図や採血，便潜血反応などの尤度比が同様に加えられて診断の精度はさら高められるのだ．もし病歴で運動中に失神したなどの情報が聞き出せれば，同様に検査前確率30％からいきなり90％弱の確率で心原性失神を考慮するということもできる．逆に尤度比が1.0に近い所見はあってもなくとも診断には寄与せず意味がないばかりか，時間や金銭含むさまざまな無駄に繋がる．このような検査をいくら連発してもあまり診断に寄与しない．

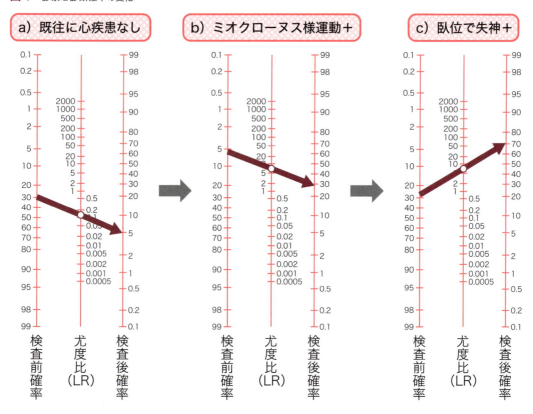

図4　診察と診断確率の変化[4]

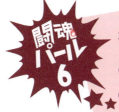

闘魂パール6 行うべき検査と行っても意味のない検査がある．検査をすべきかそうでないかを見極めるのが闘魂

闘魂ピットフォール3 思慮なく行った検査は出せば出すほど診断に寄与するどころか，診断の過程で邪魔になっていることが多い

❸ 尤度比を臨床で活かすために

　実際の診断の過程で臨床医がいちいち尤度比から計算しながら診療することはまずない．そこで**表9**を見てもらいたい．これはあのSteven McGee先生が検査の解釈等に有効である尤度比（LR）が計算等の煩雑さからあまり普及しないことを嘆き，より簡便に，より現場感覚に近づけた概算値の表である[4]．検査前確率が10〜90％の間にあるという条件下でのみ使用できるが（詳細は文献5を読んで欲しい），むしろ現場で有病率90％以上や検査前確率90％という状況は乏しいので忙しい現場でとても有用であるのでぜひ役に立ててほしい．

表9　尤度比と検査後確率の概算（検査前確率が10〜90％にある場合）

尤度比（LR）	確率の変化	予想診断に対する影響
10	45％	かなりそれっぽい
5	30％	結構それっぽい
2	15％	少しそれっぽい
1	0	影響なし
0.5	−15％	少し低くなる
0.2	−30％	結構低くなる
0.1	−45％	かなり低くなる

（文献5より引用）

ここまで見てきて，必要な検査はとは何か？ 不必要な検査とは何か？ という臨床医の哲学的壁にぶつかる．その答えは時と場合と状況に依存しており，単純な正解はおそらくない．少なくとも，良い検査にするためにはその前に検査前確率を上げていく必要があり，だからこそ病歴と身体所見が正確な診断には重要であるのだ．そして個々の検査の感度・特異度・陽性的中率・陰性的中率・尤度比（LR＋/LR－）を毎回考えながら検査を行い，実際の自分の想定した検査前確率が外れていなかったか，外れていたのであればどのあたりの診療が問題であったのかを振り返ることで次回に活かす．うまくいった場合にも検査の特性を五感で体得することにつながる．検査の特性を意識しながら経験することで診断精度は確実に向上していく．

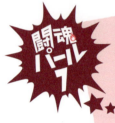

検査の感度・特異度・的中率・尤度比を意識しながら検査の経験を積んでいくことで，診断精度は抜群に向上していく

おわりに

　検査の適応は，常に考え続けなければならない臨床医の基礎体力のようなものである．その検査を行うことでアウトカムが変わるか？ 患者にメリットがあるか？ デメリットはないか？ を考え続けることがトレーニングである．もし，仮にアウトカムが変わらないのであれば本来不必要な検査であり，いたずらに患者の金銭的負担，医療資源を費やした可能性があることを反省しなければならない．それが自分との戦いである闘魂の真髄である．

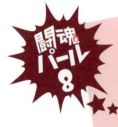

検査の適応を考慮することは，毎日の筋トレである．検査の結果により検査後にアウトカムが変わるのであればそれは意味がある検査である

言うまでもなく検査が診断を与えてくれるのではなく，医師が診断を決定付けている．Osler先生の「医学とは不確実性の科学であり，確率の技術である」という言葉の本当の意味を今回の具体例から納得いただけただろうか？ 検査や所見や徴候は具体的な確率を示すが，その確率は臨床の深い総合的な情報を網羅しているわけではなく，残念ながら単に表面的な視覚化・数値化できる内容の一部にとどまり，臨床上の真の確率を指しているわけではない．それゆえ，すべての検査（広義では病歴，身体所見も含む）はその適応と常に考え続け，検査の前には可能な限り検査前確率を上げる努力をし続けることが必要なのである．

引用文献

1) 「平静の心～オスラー博士講演集」（William Osler/著，日野原重明，仁木久恵/訳），医学書院，2003
2) Cooper N & Frain J：Clinical Reasoning：An Overview.「ABC of Clinical reasoning」（Cooper N & Frain J），BMJ Books，pp1-5, 2016
3) 心原性失神．「ジェネラリストのための内科診断リファレンス」（酒見英太/監，上田剛士/著），p22，医学書院，2014
4) McGee S：Simplifying likelihood ratios. J Gen Intern Med, 17：646-649, 2002
5) 佐々木春喜：診断推論と確率–ベッドサイドでのベイズの定理．日本プライマリケア連合学会誌，36：191-197, 2013
6) 大生定義：尤度比を診療に活かす1：日内会誌，96：831-832, 2007

参考文献～もっと学びたい人のために

1) 「Studying a study & testing a test, six edition」（Riegelman R），LWW，2012
2) 「ABC of Clinical reasoning」（Cooper N & Frain J），BMJ Books，2016
3) 「The Rational Clinical Examination. Evidence-Based Approach to Differential Diagnosis.」（Simel DL & Rannie D），McGraw-Hill Company，2008

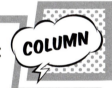

The zone of proximal development：闘魂外来と医学部卒前教育

▶ 医学部卒前教育の現状

現在筆者は，国立大学では珍しいが臨床教育専任医師として各診療科等の医局には属さずに横断的に医学部卒前教育・卒後教育を中心に行っている．最近では正規のポリクリER実習で月に2回細々と闘魂外来を開始した．いろいろな若者と接してきて確信したが，モチベーションの高い人を教育するのはきわめて容易である．教育者としての手腕の見せ所は「あまりやる気がない」「勉強したくない」「何をしたらよいかわからない」などの若者を，教育側や組織のためでなく，彼ら自身にとってどう良い方向に支援するかにある．大学教員として医学部卒前教育改革の醍醐味はむしろその点にあり，非常にやりがいのある仕事であると感じている．

徳田先生を中心に筆者らが行ってきた闘魂外来では，基本的に祝日休日を犠牲にしてまで熱心な医学生が実臨床を学びに遠方から来る．なぜ，わざわざ休みの日に高い旅費を払ってまで実学を学びに医学生が殺到するのか？ 東南アジアや欧米の医学教育を自分の目で見て，そして日本中の医学生達と話してようやくわかった．その答えは，大講義制を敷いているわが国の大学の教育システムでは熱心な医学生の欲している臨床教育の需要に対する供給が行えていないからである．

▶ The zone of proximal development

Vygotoskyが提唱した，The zone of proximal development（ZPD）[1) 2)]はきわめて人類の教育の本質をついており，天才児の教育方法，第二言語の習得，障害児教育，成人教育，computer教育等さまざまな分野で応用されている．自分が教育される側として悩んだこと，また教育する側として悩み試行錯誤していたことはこのThe zone of proximal development（ZPD）の理論でクリアカットに説明できるのではないかと考えた．図5を見ていただきたい．

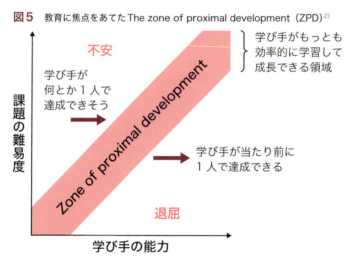

図5 教育に焦点をあてたThe zone of proximal development（ZPD）[2)]

横軸は学び手の能力の高さ，縦軸は課題の難易度とすると，ちょうど帯状の領域に当てはまる課題が学びとしての成長・達成感・満足感などが高く教育効果として最も有効な領域，すなわちthe zone of proximal development（ZPD）とされる．このZPDの上方へ超える課題は，まだ能力が十分に達していない人に高難易度な課題を与えるようなことであり，自分1人では達成できないためにストレスと不安を強く与えてしまう．これは比較的ハードとよばれている研修病院などでみられることは想像にたやすい（病棟患者を30人もつ，慣れない処置を1人でやるなど）．逆にZPDより下方の課題は1人で容易に完遂できる内容であるために，とても退屈に感じ，興味や意欲を減少させてしまう．自分の医学生のときの経験を振り返ると，見学ばかりの実習は退屈でその診療科のイメージが極端に悪かったように感じている．ここからわかることは，教育現場において重要なことは**「集団を見て教えようとするのではなく個人を見る」**ということである．闘魂外来はそもそも大学や学年は問わず受け付けており参加者を個人として扱う．また自分が闘魂外来で接してきた尊敬する指導医の方々はこの実践的教育の内容をその場で参加者のZPDに落とし込むのが非常にうまい．個人の能力とポテンシャルを見抜き，考え，適切に指導と介助を与えていたのだ．

▶ 良い教育を次世代に受け継ぐ

人は自分が受けた教育をそのまま次世代へ引き継ごうとする習性がある．それを認識して自分達の代で改良していかない限りは自分が教えてもらったようにしか教えることはできない．潜在意識下で自分が受けた教育や育ったやり方をそのまま学び手に伝えようとしても，需要と供

給が一致しないギャップが必ず生まれる．そのギャップを埋めるために熱心な医学生達はこの闘魂外来に馳せ参じてきたのだ．以前，尊敬する黒川 清先生が「良い教育とは恩返しをすることで，良い教育を受けたものしかできない．だから権利であり義務でもある」と徳田安春先生の謝恩会でスピーチをしてくださった．受けた恩を次世代の手に返すためさらに改良して自分以上の医師を育てる文化を作る，それが闘魂外来のもつ真の意味の闘魂なのではないかと思っている．

徳田安春先生とムーミンカフェ：メンターの探し方

▶ メンターとの出会い

自分の人生を振り返ってみると数多くのメンター達に幾度も引っ張り上げてもらう転機があった．今ぱっと脳裏に浮かんだ2人の恩師は，1人は医学部学士編入の受験費用すらない自分に出世払いで貸すとまで強く推薦し背中を押してくれた研究室の恩師土屋禎三先生，もう1人はこの書籍の編者・闘魂外来会長徳田安春先生である．徳田先生との出会いは強烈であった．「最強です！」「戦わずして勝つ！」「平静の心です！」一見とりとめもない数々の短い言葉の真意がわかるためには出会いから8年の時を要した．当時筆者は初期研修医であり，総合内科医として進んでよいのかどうか自問自答し，悩み苦しんでいた．畢竟，他者と比較することで自分の中に勝手な不安を作り出していたに過ぎないのであるが，当時の筆者には人と異なる道へ進むことに些かの抵抗と恐怖があった．ある日勇気を出して徳田先生に将来のことを相談したい趣旨のメールを出した．徳田先生は激務のなかほとんど面識のなかった研修医の僕を東京ドームの遊園地の中にあるムーミンカフェに招待してくださった（本当に偉大な方は誰にでも謙虚で公平であると感得した）．前日夜に伝えたいことや相談したいことをたくさん書いたメモを手に，深呼吸をして店のドアを開けたことを今でも覚えている．お店の中に入ると100 cmはあろうかというムーミン人形と一緒にコーヒーを飲みながら執筆をしている徳田安春先生が強烈な異彩を放ちながら座っていた（もちろん，周囲は若い女性だけである）．僕はジェネラルを志すものとして，誰しも経験する悩みを全力でぶつけた．あまり多くは語らない徳田先生であったが，一言「私はメンターです，貴方はメンティーです．ここに話にきた時点ですでに自分のなかで腹は決まっているのではないですか」ととても優しくつぶやかれた．当時あまりメンターという言葉の真意を理解していなかったが，年月が過ぎて振り返るとそれ以降僕は独立したプロフェッショナルとして，また自分がどうあるべきか判断する尺

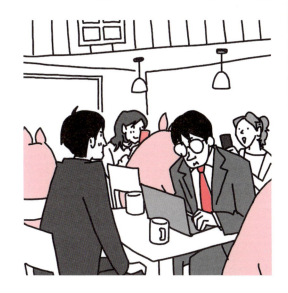

度としてメンターの存在が重要であることを確信した．結果として，目の前の苦難に対して進むべき人生の軸がぶれなくなってきたと感じる．

▶ メンターを探してみよう！

医学生に進路や悩みを相談された場合に，実はこのムーミンカフェの経験を話すことがよくある．経験的に非常に熱心な医学生や研修医のなかには「自分には尊敬する人がいない，メンターになる人に出会えない」と訴える人もいる．先に結論を述べると，なんと勿体ないことか．もちろん，日本の医学界自体が変革していっている過渡期でありこれまでの先輩医師の経験談が役に立ちにくい先の見えない時代背景もある．しかし多くの場合は1人の人間に完璧性を求め過ぎて学ぶべき要素を認識できていないことにあると感じている．メンターとメンティーの関係の成立には双方のシグナルと受容体が合致することが最重要であり，学び手にその受容体が欠如していては良きメンターは得られない．自分が試みてきたメンターをみつける方法で一番重要なことは，メンターになる人の最大の長所から学ぼうとする姿勢である．そしてメンターを求めて行動する努力．1人の理想に近い完璧なメンターを探すよりも，臨床はA先生，研究はB先生，教育はC先生のように，細分化していけば身近にメンターは溢れていることに気付くはずだ．現在筆者には多くのメンターがいるが，同級生や学年が下の医師でも，発展途上国の外国人医師でも，ときには医学生でさえもメンターとして教えを乞うことが多い．人は人によって磨かれ輝いていくものである．この書籍を手にした若く情熱をもった読者の一人ひとりが磨かれて輝いていくことを心から願っている．

....

ジェネラリストとプロレスの考察

▶「闘魂外来」の"闘魂"って!?

闘魂という日本語のもつイメージが闘いを想起させるために，何やら物騒な外来のイメージがあるかも知れない．何を隠そう，薫陶を受けるまでは自分もそうであった．闘魂外来応募時に学生から頻繁に受ける質問「闘魂って何ですか？！」「何でプロレスなんですか？！」に対して考察してみる．

この書籍に垣間見られるプロレスの世界，ファン以外には理解不能であると思われる．ただ経験的にジェネラリストの領域で活躍している人にはプロレス好きが多いと言われる（誰が言っているかは知らない）．当初，筆者も「闘魂？今どきプロレス！？」という懐疑の眼差しであった．

ひと昔前，徳田安春先生との会話のなかに突然出てくる「最強ですっ！」「ジャーマンスープレックスホールドで3秒で決めましょう！」「敵の攻撃はすべて受けきるのです！」などの専門用語の激流に流されていた．当時，外国語の勉強と同じで師の話す言葉を理解するために，会話の中に知らない単語が出てくるとこっそりメモをしておき（そのときは，相槌を打っておく），後にウィキペディアで調べつつ，YouTubeで試合のハイライトを確認する作業をしてみた．そのおかげもあって，別に教わったわけではないが，少なくとも，なぜ"闘魂"であり，"プロレス"であるかを感得できたと思う．

▶ アントニオ猪木氏と"闘魂"

誰もが知っている伝説のプロレスラーであるアントニオ猪木は色紙に「闘魂」の文字を飾っていたことは有名で，彼に言わせれば「闘魂とは己に打ち克つ，そして戦いを通じて己の魂を磨いていくこと」であるそうだ．
猪木のプロレス人生には多数の名言がある．
「悩みながらたどり着いた結論は，やはりトレーニングしかない」
「重要なことほど直感で決める」
「自らに満足している人間は，それで終わりだ」
「道はどんなに険しくとも，笑いながら歩こうぜ」
「人は歩みを止めたときに，そして，挑戦をあきらめたときに年老いていくのだと思います」
「限界なんて言葉はこの世の中にはない，限界と言うから限界ができるんだ」

心熱くなる言葉である．昭和40年代後半から50年代前半には少年たちの最強のヒーローであった猪木から影響を受けた世代が徳田安春先生の世代なのだ．力道山にブラジルで見出してもらって師匠として仰ぎ，日本でプロレスラーになった経緯からも強い師弟関係，やはり「ロールモデルやメンター・メンティー」の重要性さえも感じさせられる．

さらに，最も重要なことには他格闘技やボクシングなどは，相手の攻撃をどれだけかわし，防御できるか？ それ自体が"強さ"とされるが，プロレスは敵の攻撃をどれだけ受けられるかが"強さ"と評価される．実に泥臭く，一見かっこよさが見えにくい格闘技プロレス．これはジェネラル診療と同じではないか．

ある日，筆者はこのような言葉を「医師」「総合内科／総合診療科」「プロフェッショナル」「リーダー」などの言葉に置き換えてみた．あぁ，なるほどジェネラルマインドの根底に通じていたのだ．そのような行間が示す真の意味を知らないと，闘魂を含むプロレス用語の言葉の音声と響きだけでは伝わりにくい魂の伝承があったりする．
「先が見えない，辛い時期でも笑顔で笑いながら行こうぜ」って感じなのである．

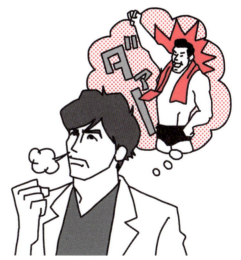

最後に誰もが知っている伝説の猪木引退時のスピーチで締めくくる．
今このとき，すべてのお悩みの若手医師諸君，心して聞いて欲しい．

「この道を行けばどうなるものか　危ぶむなかれ　危ぶめば道はなし　踏み出せばその一足が道となり　その一足が道となる　迷わず行けよ　行けばわかるさ」
アントニオ猪木（引退試合あいさつより）

引用文献

1) 「Mind and society：The development of higher psychological processes」(Vygotsky LS)，Harvard University Press, 1978
2) 「Vygotsky's educational theory and practice in cultural context」(Kozulin A, et al. eds)，Cambridge University Press, 2003

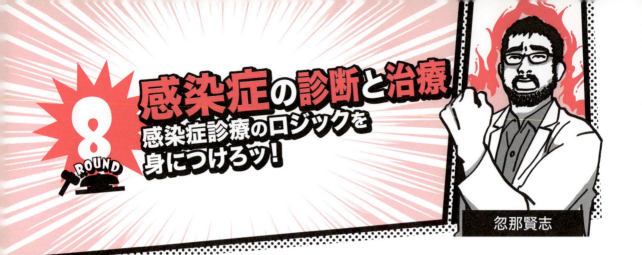

ROUND 8 感染症の診断と治療
感染症診療のロジックを身につけろッ！

忽那賢志

　近年，抗菌薬の耐性菌の増加は深刻な問題であり，すべての医師が適切な抗菌薬処方のしかたを身につけることが求められている．2016年4月，厚生労働省より薬剤耐性（AMR：antimicrobial resistance）対策アクションプランが打ち出され，耐性菌を減らすための対策の1つとして，抗菌薬の使用量を2020年までに3分の2に減らすという数値目標が盛り込まれた．このアクションプランは，わが国で「ムダな抗菌薬の使用を減らすこと」を推進する明確な方針を示したものである．また，近年"Choosing Wisely"という概念も浸透してきており，「本当に必要な医療だけを行う」という動きが徐々に広まってきている．

　こうした"抗菌薬適正使用""Choosing Wisely"という概念は比較的近年になって広がってきたものであるが，感染症診療においては今後核となる考え方である．こうした考え方を医学生のうちから身につけることはこの先の長い医師人生において大きな財産となるものと考えられる．

CASE 1

50代男性　主訴：鼻汁，咽頭痛，咳嗽

現病歴：2日前から鼻汁と咽頭痛が出現．本日から咳嗽も出てきたため当院を受診．会社の上司に「抗生物質がよく効くから，それをもらってこい」と指示された．

既往歴：特記事項なし

身体所見：BT 37.1℃，BP 106/74 mmHg，PR 72回/分，RR 14回/分，SpO_2 99％，咽頭軽度発赤あり．特記すべき異常所見なし

闘魂外来は感染症の基本を学ぶうえで最適な場であると言える．

まず，原則として市中病院の外来というセッティングであるため，コモンな疾患に多く曝露することができる．風邪，風邪，下痢，そして風邪といった具合に外来患者では感染症の占める割合が多い．こうしたコモンな感染症の対応ができることは，初期研修医になったときに大いに役立つであろう．もう一点重要なこととして，こうした外来で診る感染症の多くは「抗菌薬を使用する必要のない感染症」であるということがある．ときに"感染症＝抗菌薬"というイメージをもっている医師がいるが，抗菌薬が必要ない感染症に医学生や初期研修医のうちに曝露することによって，抗菌薬が必要である病態と必要でない病態を見分けることができるようになる．これが外来で学べる感染症診療のキモと言える．

CASE❶は誰がどうみても感冒であるが，当然ながら抗菌薬が必要な病態ではない．しかしながら，このように抗菌薬処方を希望されることが多い．このような状況で，抗菌薬が必要でないことをどのように患者に説明するのかということを医学生や初期研究医のうちから学んでおくことも重要である．なお2017年に厚生労働省から出された「抗微生物薬適正使用の手引き 第一版 [http://www.mhlw.go.jp/file/06-Seisakujouhou-10900000-Kenkoukyoku/0000166612.pdf]」には患者・家族への説明のしかたも記載されているので参照されたい．

> **闘魂パール1** 外来における感染症診療のキモは「抗菌薬が必要な患者」と「抗菌薬が必要ではない患者」を見極めることである

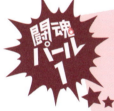

60代男性　主訴：発熱，咳嗽
現病歴：2日前に突然の悪寒戦慄とともに発熱と咳嗽が出現した．喀痰もみられるようになり，徐々に呼吸苦も出現してきたため当院を受診した．
既往歴：COPD（慢性閉塞性肺疾患）
身体所見：BT 39.3℃，BP 162/104 mmHg，PR 128回/分，RR 25回/分，SpO$_2$ 92％（室内気），右下肺野で吸気時にcoarse crackles（水泡音）を聴取する．

感染症による発熱を疑った際に行うことは，非常にシンプルである．すなわち「感染症診療のロジック」[1)]に則って診療を進めていけばよいのである．感染症診療のロジックは下記の5つのステップで行われる．

① 患者背景を考える
② 感染臓器を考える
③ 病原微生物を推定する
④ 抗菌薬を選択する
⑤ 適切に経過観察する

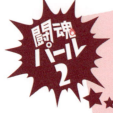
医学生のうちに「感染症診療のロジック」を身につけることは，医師になってからの診療に大いに役立つ

① 患者背景を考える

患者背景とは，基礎疾患の有無や，曝露歴などを指す．免疫不全には好中球減少・機能低下，細胞性免疫障害，液性免疫障害，解剖学的・物理的・化学的・生物学的バリアの破綻などがあり（表1），単純に「この患者は免疫不全だ」という思考停止に陥らずに，目の前の患者がどの免疫不全の種類に属するのか吟味すべきである．

曝露歴の評価も重要である．感染症は多くの場合「人と病原微生物との出会い」によって起こる．したがって，いつ患者が病原微生物と出会ってしまったのかを突き止めるのも，問診の重要な役割である．

筆者は闘魂外来ではこうした「人と微生物との出会い」を意識した問診を心がけるよう指導している．

表1 免疫不全の種類・原因および原因となりやすい微生物

免疫不全の種類		免疫不全となる原因		原因となりやすい微生物
		原因となる疾患	原因となる医療行為	
好中球減少・機能低下		・慢性肉芽腫症, 周期性好中球減少症 ・Chediak-Higashi症候群 ・再生不良性貧血, 白血病など	・化学療法 ・放射線療法 ・骨髄移植	・*Staphylococcus aureus, Coagulase-negative staphylococci, Viridans group streptococci, Enterococci, Escherichia coli, Pseudomonas aeruginosa, Klebsiella pneumoniae, Enterobacter and Citrobacter species*
細胞性免疫障害		・HIV感染症 ・悪性リンパ腫（Hodgkin病） ・サルコイドーシス ・Chediak-Higashi症候群のような先天的殺菌障害 ・胸腺形成不全など先天的T細胞欠損/障害	・ステロイド/免疫抑制薬 ・放射線療法 ・骨髄移植	・*Herpesviruses, Cytomegalovirus, Respiratory viruses* ・*Listeria monocytogenes, Nocardia species* ・*Mycobacterium tuberculosis, Atypical mycobacteria* ・*Aspergillus species, Cryptococcus species* ・*Histoplasma capsulatum, Coccidioides species, Penicillium marneffei* ・*Pneumocystis jirovecii, Toxoplasma gondii*
液性免疫障害	脾臓機能低下	・無脾症	・脾臓摘出術	・*Streptococcus pneumoniae, Haemophilus influenzae, Neisseria meningitidis*
	その他の液性免疫障害	・無γグロブリン血症などの先天的B細胞欠損/障害疾患 ・慢性リンパ性白血病, 多発性骨髄腫		・*Streptococcus pneumoniae* ・*Haemophilus influenzae*
解剖学的・物理的・化学的・生物学的バリアの破綻	粘膜障害		・化学療法 ・放射線療法	・*Viridans group streptococci, Enterococci* ・*Capnocytophaga species, Fusobacterium species, Stomatococcus mucilaginosus* ・*Candida species* ・*Herpes simplex virus*
	皮膚障害	・穿通性外傷, 白癬 ・熱傷	・血管内カテーテル	・*Coagulase negative staphylococci, Staphylococcus aureus, Corynebacteria* ・*Stenotrophomonas maltophilia, Pseudomonas aeruginosa, Acinetobacter* spp. ・*Candida species, Rhizopus species*
	咳の障害	・肋骨骨折, 神経筋障害		・肺炎を起こす細菌, 口腔内常在菌（好気性菌と嫌気性菌）
	胃酸低下	・胃酸分泌低下症	・制酸薬の投与	・*Salmonella* spp., 腸内細菌
	体内の異物		・心臓弁	・*Streptococcus* spp., *Coagulase negative staphylococci, Staphylococcus aureus*
			・人工関節	・*Streptococcus* spp., *Staphylococcus aureus*, グラム陰性桿菌
	正常細菌叢の破綻		・抗菌薬使用	・*Clostridium difficile, Candida* spp.
	異物排除機構の障害	・嚢胞性線維症, 気管支拡張症		・*P. aeruginosa* による慢性下気道感染症

（文献2, 3を参考に作成）

② 感染臓器を考える

　すでに述べたように，感染症は特定の臓器に症状が出やすいという特徴がある．症状や身体所見によってどの臓器に炎症があるのかを推定する（表2）[4]．
　重要なのは問診と診察で感染臓器を推定することである．CASE❷で示した症例のように発熱に加えて咳嗽・喀痰があり聴診上coarse cracklesが聴取されれば肺炎が疑われる．バイタルサイン上も体温37.8℃以上，脈拍100回/分以上，呼吸数20回/分以上の3項目のいずれも満たさない場合は肺炎の可能性が低いとされるが[5]，本症例では3項目とも満たしており胸部X線撮影の適応といえる．このように検査の必要性について十分に吟味したうえでオーダーするという考え方も医学生や初期研修医のうちから身につけておくことが望ましい．

表2　症状・身体所見から疑われる感染症・感染臓器

発熱以外の症状・身体所見	疑われる感染症・感染臓器
頭痛，項部硬直，羞明，痙攣，神経学的異常所見	髄膜炎
副鼻腔の圧痛，下を向くと増悪する頭痛，上顎歯痛	副鼻腔炎
耳痛，聴力低下，鼓膜の発赤・腫脹	中耳炎
咽頭痛，頸部リンパ節腫大，嚥下痛，流涎	咽頭炎，扁桃周囲膿瘍，急性喉頭蓋炎など
咳，痰，呼吸困難，胸痛，聴診でラ音	肺炎，気管支炎，肺結核
心雑音，皮疹，動悸，浮腫	心内膜炎
腹痛，嘔気・嘔吐，水様性下痢，粘血便	腸管感染症
腹痛，便秘・下痢，嘔気・嘔吐，腹膜刺激症状	腹腔内感染症
尿意切迫感，頻尿，排尿時痛，恥骨上部圧迫，肋骨脊椎角叩打痛	膀胱炎，腎盂腎炎
帯下の増加・悪臭，排尿障害，下腹部痛	骨盤内感染症
排尿困難，直腸診で前立腺の圧痛，会陰部違和感	前立腺炎
排便時疼痛，肛門の疼痛・圧痛	肛門周囲膿瘍
皮膚の発赤・疼痛・腫脹 （四肢・臀部も含めた体幹・頭部をくまなく検索）	蜂窩織炎
関節痛・熱感・腫脹，関節可動域制限	関節炎
カテーテル刺入部の発赤・腫脹・疼痛，刺入部の排膿	カテーテル関連血流感染症

（文献4を参考に作成）

③ 病原微生物を推定する

　CASE❷の症例では胸部X線を撮影して，右下肺野に浸潤影が認められた．感染症を起こしているであろう臓器がわかったところで診断を終えてしまってはいけない．たとえ外来診療であっても可能な限り病原微生物を捉える努力をすべきである．肺炎を疑えば喀痰を，腎盂腎炎を疑えば尿を，髄膜炎を疑えば髄液を採取し培養検査に提出する．しかし，培養検査の結果が判明するまでには通常3日程度を要する．このため，外来診療では培養検査の結果が判明するまでは病原微生物を"推定"したうえで治療を行う必要がある．では培養結果が判明するまでの間，どのように推定すればよいのであろうか．闘魂外来において病原微生物の推定に最も寄与するのがグラム染色である（図1，2）．グラム染色は迅速に結果がわかることが最大の長所であり，できる限り検体のグラム染色所見に基づいて，推定される病原微生物を標的として抗菌薬治療を開始すべきである．

　グラム染色を適正に実施することで無駄な抗菌薬使用を減らすことができる，という報告もある[6]．医学生や初期研修医のうちから，グラム染色という簡便で低コストで迅速性の高い検査を自分で実施できるようになることはChoosing Wiselyの観点からも，AMR（薬剤耐性）の観点からも非常に重要である．図3～5に代表的な細菌のグラム染色像を示す．

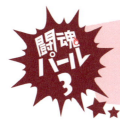

闘魂外来では簡便・安価・迅速なグラム染色を駆使するべしッ！

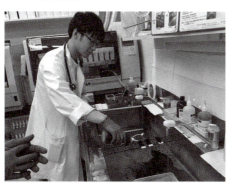

図1　留萌市立病院の闘魂外来においてグラム染色を行う医学生

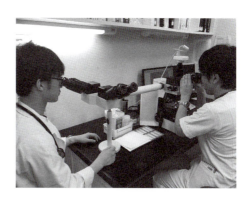

図2　グラム染色をしたスライドを鏡検する医学生

図3 喀痰グラム染色像

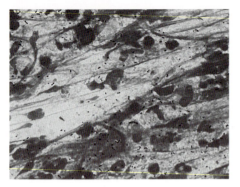

グラム陽性双球菌が多数観察され肺炎球菌が推定される．
(**カラーアトラス❺**, p8参照)

図4 喀痰グラム染色

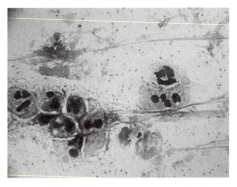

グラム陰性小桿菌が多数観察されインフルエンザ菌が推定される．
(**カラーアトラス❻**, p8参照)

図5 尿グラム染色

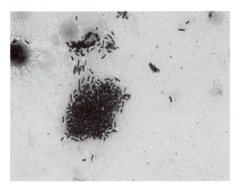

太いグラム陰性桿菌が多数観察され腸内細菌科が疑われる．
尿培養では *Klebsiella pneumoniae* が陽性となった．
(**カラーアトラス❼**, p8参照)

④ 抗菌薬を選択する

　感染臓器と病原微生物が判明していれば，選択すべき抗菌薬は自ずと決まる．これは現代に至るまでの知見の集積によるものであり，いわば宇宙の真理に近いものである．例えば感染臓器が腎臓で病原微生物が腸球菌 *Enterococcus faecalis* であれば選択すべき抗菌薬はアンピシリンとなる．したがって，ある病原微生物に対して複数の抗菌薬が感受性を示すことがわかっていても，個人の好みやそのときの気分，MIC（minimum inhibitory concentration）が低いから，あるいは「製薬会社にいつもお世話になっているから」といった理由で抗菌薬を選択することは決して許されない．「宇宙の真理に従うべし」である．この真理について医学生・初期研修医のうちから叩き込んでおくことも激しく重要である．

⑤ 適切に経過観察する

　感染症診療の最後のステップは，治療の経過を見守ることである．筆者はCRPを愛好する者の1人であるが，感染症の経過を見守ることは毎日採血をしてCRPの推移を眺めることではないことに注意しておかなければならない．適切に経過観察をするためには，適切な指標を理解しておかなければならない．肺炎であれば呼吸数，喀痰の量，喀痰グラム染色の菌量，酸素需要量などである．ここで例えば胸部X線の影のような間違った指標を追いかけていては，治療翌日に自然経過として肺炎の陰影が濃くなっているのを「肺炎が悪くなっている」と判断してしまい，本来不要である広域スペクトラムの抗菌薬に変更してしまうことにもなりかねない．また肺炎の陰影は遅れて改善するため，すでに治癒しているにもかかわらず肺炎の陰影が消えるまで治療を行う必要はない．抗菌薬が有効であるかどうかは，例えば経時的に喀痰グラム染色を行い菌量が減少していくのを確認することで容易に判断できる．

　このように感染症診療のロジックの最後の1つは「患者をフォローして経過観察する」ことであるが，残念ながら闘魂外来における医学生と患者との出会いは一期一会であり，患者を外来でフォローすることができない．したがって，指導医が患者の自然経過というものを丁寧に解説し医学生にイメージさせることが重要である．

闘魂ピットフォール1　闘魂外来は基本的に一期一会であり，フォローアップができないことが欠点である．指導医が疾患の自然経過を医学生にイメージさせることが重要

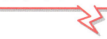

おわりに

　闘魂外来は感染症診療のロジックを身につける絶好の場である．また，外来において昨今のChoosing Wiselyという視点に立った感染症診療を行ううえでも，医学生や初期研修医のうちからこのような考え方を知っておくことは医師になってから大いに役立つであろう．

引用文献

1) 「感染症診療のロジック〜患者さんのモンダイを解決するキホンとアプローチ法」（大曲貴夫/著），南山堂，2010
   ➡ 全人類必読の感染症のバイブルッ！
2) Dennis L, et al：Introduction to Infectious Diseases：Host-Pathogen Interactions.「Harrison's PRINCIPLES OF INTERNAL MEDICINE, 17th Ed」（Fauci AS, at al. eds），pp695-699, McGraw-Hill Professional, 2008
3) Deficiencies in components of host defense.「Mandell, Douglas, and Bennett's Principles and Practice of Infectious Diseases, 7th ed」（Mandell G, Bennett J, Dolin R eds），pp3781-3787, Churchill Livingstone, 2010
4) 「感染症入門レクチャーノーツ」（大野博司/著），医学書院，2006
   ➡ 初学者必読の感染症入門書ッ！
5) Heckerling PS, et al：Clinical prediction rule for pulmonary infiltrates. Ann Intern Med, 113：664-670, 1990
6) 前田雅子，他：耳鼻咽喉科診療所でのグラム染色検査によってもたらされた抗菌薬の選択・使用の変化：予備的検討．日本プライマリ・ケア連合学会誌，38：335-339，2015
   ➡ 開業医の先生がグラム染色をやったらこんなに抗菌薬使用量が減りましたよ，っていう神論文ッ！

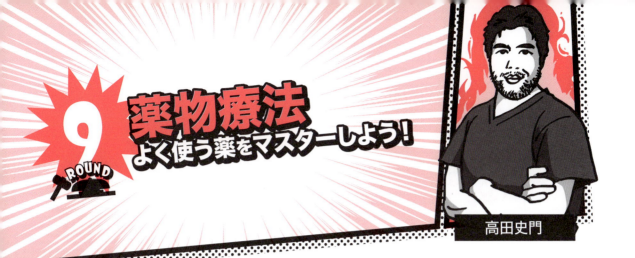

ROUND 9 薬物療法
よく使う薬をマスターしよう！

高田史門

　この稿では薬物療法についてみていこう！

　薬物療法って一口に言っても，この本を読んでいる学生・研修医の方々にとって，実は最も難関な課題ではないだろうか？ なぜなら，大学の講義で薬理学は学ぶと思うが，実際現場に出ると，授業や教科書で習ったような一般名の薬剤なんて1つもなくて，たくさんの商品名が飛び交っている．しかも同じ効果の薬なのに何種類も多くの類似薬があって，発売している製薬会社によって商品名も全部違っていて，そのうえジェネリック医薬品まである薬は，まったく同じものなのに名前がいくつもあって，それを覚えるだけで日が暮れてしまうわ！ いや，救急当直なら正しくは夜が明けてしまうわ！ ってツッコみたくなるようなことに陥った経験が誰しもあるのではないかと思う．

　いろいろ言ったが，要は学生としての机上の勉強から実際の医療現場に踏み込んだ感覚を最も感じるのが，実際に薬を使うときなのではないかと思っているわけだ．

　そして，この稿に至るまでに救急・闘魂外来におけるさまざまなことを学んできたことと思う．そのうえで，ここで見てもらう薬物療法はこの本のなかでも最も実践的な内容の1つと言えるのではないだろうか？ なぜなら，問診や身体所見，そしてさまざまな検査を駆使して得た所見から診断がついたとしても，その診断に基づいて治療を行うとすれば，ほとんどの場合に薬剤を使用しなければならないからだ！ どんな疾患や症状に対してどのような薬をどのように，そしてどれだけ使えばよいか理解しておけば，救急の現場で恐れるものは何もない！ と言っても過言ではないのだ！

"薬を制する者は（救急の）世界を制す！"

　この気持ちを強くもって学んでもらいたいと思う．

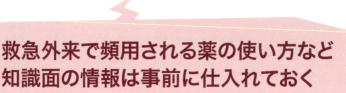

救急外来で頻用される薬の使い方など知識面の情報は事前に仕入れておく

総論：薬物相互作用について理解しよう

　まず，この後の各論に進む前に，救急外来でよく知っておかないといけないことがある．それは，薬物相互作用についてである．救急外来に搬送されてくる患者さんには高齢者も多く，そのため元々内服薬が多量にある方も多くいる．救急外来で処方した際に，患者さんから「今○○って薬を飲んでるんですけど，処方してもらったこのお薬と一緒に飲んで大丈夫ですか？」って聞かれたことが誰しも一度はあるのではないだろうか．たぶん大丈夫と思ってあやふやに返事をしてしまった結果，薬物相互作用と思われる副作用が出現し，さらにその主訴で他院を受診した患者さんが原疾患増悪や新たな暫定診断のもと，不必要な医療行為を受けるということがありえる．米国では医薬品有害事象は入院原因の6.5％であり，そのうちの約17％は薬物相互作用が原因との報告もある[1]．そして，救急外来で処方された薬剤によって引き起こされる薬物相互作用の頻度は3.1％から報告によっては50％も関与するとすらいわれている[2]．そういったことを防ぐためにもここで薬物相互作用について知識を確認しておこう．

　薬物相互作用は発生機序により薬物動態学的相互作用（pharmacokinetics：PK interaction）と薬力学的相互作用（pharmacodynamics：PD interaction）に分類される．前者は薬物の体内動態が変化するために生じる相互作用で，後者は，薬物に対する薬同士の相乗的または相加的な薬理作用の増強や減弱のために生じる相互作用である．そのうち臨床的に問題になることが多いのは薬物動態学的相互作用の方だ．

❶ 薬物動態学的相互作用

　薬物動態学的相互作用には薬物の吸収・代謝・分布・排泄に関連する4段階の相互作用がある．これらの主なメカニズムと代表例を**表1**にまとめた．

　表1を見てもらえばわかるように，代表例だけでも救急外来で処方する薬剤が数多く散見される．しかも，既往歴によっては定期内服薬として内服している可能性の高いものも

多くみられる．つまり，これらの相互作用は救急外来という現場でも容易に起こり得るということなのだ．表1から抜粋するならば，例えば鉄欠乏性貧血で鉄剤（フェロミア®）を内服している患者が何らかの感染症を発症して救急外来受診した際に，抗菌薬としてニューキノロン系を処方することもあり得るだろう．その際にはこれらの薬物動態学的相互作用を引き起こしてしまう．これらのことからも救急外来における既往歴や内服歴の問診が重要であるとわかっていただけるのではないだろうか．常に定期内服薬を意識するようにしよう．

表1　薬物動態学的相互作用の主なメカニズムとその代表例（経口剤の例）

	メカニズム	代表例
①薬物吸収過程	消化管内のpH変化	制酸薬＋アゾール系抗真菌薬
	吸着やキレート形成	ニューキノロン系抗菌薬＋金属カチオン
	消化管運動能の変化	アセトアミノフェン＋メトクロプラミド
	小腸における代謝や汲み出しの変化	カルシウム拮抗薬＋グレープフルーツ
	小腸における担体介在性吸収の阻害	フェキソフェナジン＋ジュース
	腸内細菌の変化	ジゴキシン＋エリスロマイシン
②薬物代謝過程	薬物代謝酵素の阻害	フルボキサミン＋チザニジン
	薬物代謝酵素の誘導	リファンピシン＋ケトコナゾール
	肝血流量の変化	
③薬物分布過程	輸送担体の阻害	シクロスポリン＋スタチン類
	血漿タンパク結合の置換	
④薬物排泄過程	尿のpH変化	キニジン＋制酸薬
	尿細管における排出輸送や再取り込みの阻害	メトトレキサート＋NSAIDs
	腸肝循環の阻害	

（文献3より引用）

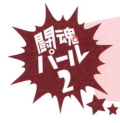

常に患者の既往歴・定期内服薬を意識する！

❷ 薬力学的相互作用

　薬力学的相互作用は，同時に投与されている薬剤が同じ作用部位（受容体）に作用する場合や，違う作用部位に作用する場合でも似ている作用もしくは正反対の作用を示すものであった場合に起こる相互作用で，協力作用（作用もしくは副作用の増強）を示す場合と拮抗作用（作用の減弱）を示す場合とがある．

　協力作用の例としてはニューキノロン系の抗菌薬とNSAIDsを飲み合わせて内服すると痙攣を起こすことがある．これはニューキノロン系抗菌薬によるGABA阻害作用をNSAIDsが増強するためであり，併用時には注意が必要である．ほかにACE阻害薬とスピロノラクトン（アルダクトン®）の併用による高カリウム血症なども協力作用の例としてあげられる．

　また拮抗作用の例としては有名なものとしてワルファリン（ワーファリン）と納豆などのビタミンKによる効果減弱があげられる．ほかにβ遮断薬内服中の患者のアナフィラキシーショックに対してアドレナリン（ボスミン®）投与を行っても効果減弱してしまうことも拮抗作用によるものである．このように薬力学的相互作用については同系統薬の作用機序や拮抗する作用機序を知ることが重要となる．

❸ その主訴，内服薬が原因かも…

　救急外来を受診する高齢者はかかりつけ医からの処方でポリファーマシーの状態となっていることが散見されるが，このような方の診察時に気を付けなければいけないことがある．それは，「その主訴は実は内服薬の副作用からきているのではないか？」ということだ．

　例えば高血圧にACE阻害薬を処方されている方が乾性咳嗽を発症されたとする．すると内服薬を把握していなければ対症療法としてリン酸コデインを処方される．しかし，その後も改善が認められず抗菌薬を処方され，その後下痢を発症してしまう．脱水もひどくなり意識状態も悪くなると意識障害として救急搬送され，入院加療となるだろう．そこではじめて，下痢の原因は抗菌薬処方による *Clostridium difficile* 腸炎によるものであったと診断され，メトロニダゾールで改善していく．それに伴って意識障害も改善し患者さんに話を聞くことで，意識障害の原因は脱水症による経口摂取不良であったとわかる．結局入院担当医が内服薬を整理して乾性咳嗽の原因はACE阻害薬が原因であったとわかり，ACE阻害薬を中止後は症状が改善した．

　これらは最初の乾性咳嗽の発症時点で内服薬の副作用の可能性を考えていれば生じなかった経過であり，これを"処方カスケード"とよぶ．処方カスケードというのは，薬剤の副作用に対して新たな処方がなされ，さらにその副作用が次の処方につながるという負の連鎖のことを意味する．ちなみにカスケードとは幾重にも連なった小さな滝のことをいい，

その意味が転じてこのように連鎖的に物事が生じる様子を表している．この処方カスケードがポリファーマシーを引き起こす要因の1つとなっているばかりか，このように不要な処方を多数された挙句，重篤な病態を招いてしまうこともある．救急外来のような初診医が陥りやすいピットフォールでもあるので，既往歴・内服歴の聴取を怠ってはいけない．

他の処方カスケードの具体例としては，ドネペジル（アリセプト®）を処方されている方が，嘔気を訴えてメトクロプラミド（プリンペラン®）を処方されたところ，錐体外路症状を認めたため，神経内科を受診し，パーキンソン病と診断されレボドパ製剤（ネオドパストン®）を処方されるということがある．これも嘔気の症状がドネペジルの副作用による薬剤性であると判断できていれば，不要な処方を避けることができたと考えられる例である．

この他にも数多くの例がある．いずれにしても重要なことは，常にこのようなことが起こり得ることを想定して薬剤歴の聴取を行い，その症状が内服薬の副作用ではないか，といつも意識しておくことである．

また，その可能性を疑う病歴としては，最近新規の薬剤を処方された，複数の診療科・医療機関にかかっている，住環境が変化した（例：施設に入所した）などは要注意と考えて，詳細に病歴聴取を行ってほしい．

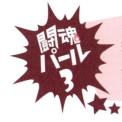

闘魂パール3　新規薬剤処方，複数診療科受診，住環境変化ありの患者さんは要注意!!

各論：どんな薬をどう使うのか，ケースで考えてみよう

それでは，ここからは救急をしていれば誰しも一度は遭遇する，そんなケースをいくつか用意した．それぞれの状況において，どんな薬をどのように使うのか，まさに現場さながらに自分なりに皆さんの頭の中でシミュレーションしながら読み進めてもらえればと思う．

❶ 緊急対応編：心肺停止（cardio pulmonary arrest：CPA）症例

> **CASE 1**
> 高血圧・脂質異常症で近医かかりつけの78歳女性．朝起床時より全身倦怠感を訴え自室で休んでいた．昼に家人が食事に呼んだところ応答がなく，不審に思い訪室したところ，意識がなく，呼吸停止しており脈も触れないことから救急要請された．
> 救急隊現着時にCPAの状態であり，当院に救急搬送されることとなった．

おそらく，2次以上の救急受け入れを行っている病院で研修をすればほぼ必ずと言っていいぐらい遭遇するのがこのCPA症例だろう．CPAの対応に関してはBLSやACLSで学んでいることと思う［Round 5, p69参照］．ここでは薬物療法に関しての稿なので，CPA対応での薬物療法に焦点を絞ってお話しする．

実際，CPAの対応のときには1つの流れのようにさまざまな処置が行われていくので，「どのような薬物をどんなふうに使っていますか？」と言われて，即答できる人は少ないのではないだろうか．

図1の写真は当院の救急カートの薬剤だ．だいたいどの病院もほぼ似たような内容となっていると思う．まずはこれらの薬剤をしっかり理解しておくことが必要だろう．

図1　救急カートの薬剤例

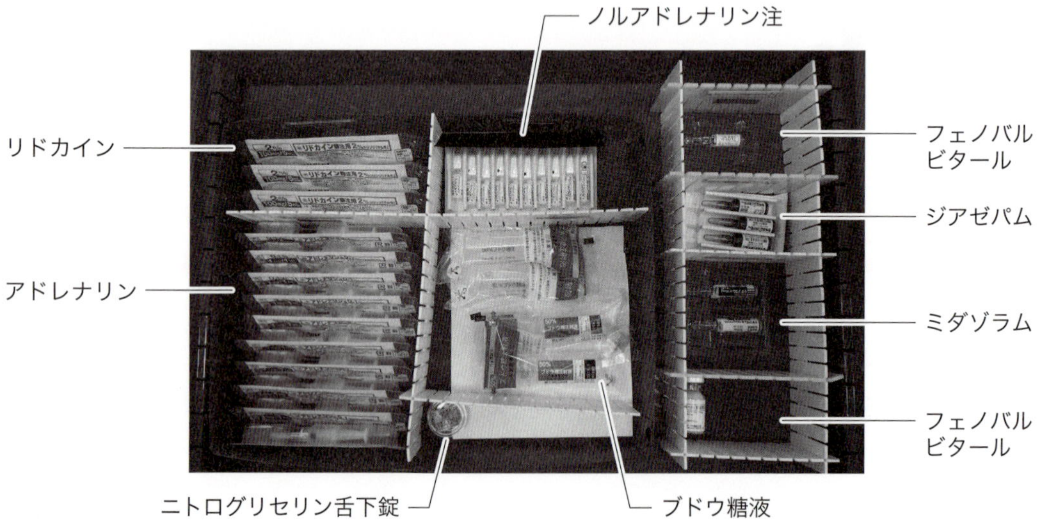

まず代表的なものとしては**アドレナリン**があげられる．アドレナリンは心停止の状態に対して心肺蘇生（cardio pulmonary resuscitation：CPR）中に3～5分おきに1A（1mg）を静注で投与する．ちなみにCPRでは2分ごとに波形チェックを行うので，4分ごとにアドレナリン投与としておくと2回の波形チェックごとに投与することとなり，投与の誤りを防げるのでおすすめである．

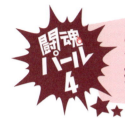

アドレナリン投与は4分ごとにすると投与ミスが起きにくい

なお，どうしても静脈ルートが確保できない場合はどうすればよいだろうか？　その際には骨髄ルートを確保することとなる．穿刺部位は専用の骨髄針で脛骨結節の2cm内側，1cm近位の部位である．特殊な手技なのでシミュレーターで練習しておくか，機会があれば実際の手技をしっかり見ておこう．

また，アドレナリン不応時に代用として使われていたものとして，バソプレシンがあったが，こちらはAHAガイドライン2015年でアドレナリンに勝る有益性はない，として除かれているので割愛する[4]．

ほかに使用する薬剤としては，除細動に反応しない難治性のVF/ pulseless VTの際に使用される**アミオダロン（アンカロン®），ニフェカラント（シンビット®），リドカイン（キシロカイン®）**がある．使い方としては，薬剤のなかでは**アミオダロン**が第一選択薬となる．初回投与量として300mg（2A）を5％ブドウ糖液に溶解（生理食塩液に溶解すると沈殿を形成するため）してbolusで投与し，再発する場合は必要に応じて150mg（1A）を5％ブドウ糖液に溶解して5分程度かけて反復投与する．**ニフェカラント**は0.3mg/kgを生理食塩液orブドウ糖液に溶解して5分程度かけてゆっくりと静注する．**リドカイン**は1.5mg/kgを5％ブドウ糖液に溶解してbolusで投与し，再発する場合は必要に応じて0.5～1.0mg/kgを5～10分おきに最大計3mg/kgまで投与可能である．なお，リドカインはアミオダロンやニフェカラントが使用できない場合の代替薬として使用される．

どうだろうか，ここまでの内容を踏まえて上記のようなCPA症例に対してどのような薬剤を用いてどのように対応するかイメージし，実臨床で使える知識にしておこう．上記薬剤の内容要約を**表2**にまとめておく．

表2　心肺蘇生時に使用される薬剤

薬剤名	投与例
アドレナリン注	1 mg/1 mL 3〜5分おきに1A（1 mg）を静注
アミオダロン （アンカロン®）	初回投与量：300 mg（2A）を5％ブドウ糖液に溶解してbolusで投与 再発時：150 mg（1A）を5％ブドウ糖液に溶解して5分程度かけて反復投与
ニフェカラント （シンビット®）	0.3 mg/kgを生理食塩液orブドウ糖液に溶解して5分程度かけてゆっくりと静注
リドカイン （キシロカイン®）	1.5 mg/kgを5％ブドウ糖液に溶解してbolusで投与 再発時：0.5〜1.0 mg/kgを5〜10分おきに最大計3 mg/kgまで投与可能

❷ 痙攣重積発作症例

CASE 2

脳梗塞既往のある82歳男性．普段通り夕食摂取した後に，突然意識を失い，5分ほどの強直間代性痙攣を発症したため救急要請された．搬送中に再度痙攣発作が再燃．来院時にも持続していた．そのため鎮痙処置を行ったが，30分以上痙攣発作が持続して改善しないため，痙攣重積発作として全身麻酔下の管理を行うこととして，気管挿管を行い，人工呼吸器管理を行った．

　痙攣発作はERで割とよくみられる症例である．見た目のインパクトが強いため苦手意識が強い方がおられるのではないだろうか．まず5分以上続く痙攣発作は治療適応と考える．その際の治療の第一選択薬はジアゼパム（セルシン®）で1A（10 mg）を緩徐に静注する．この薬の副作用には呼吸抑制や血圧低下があるため注意が必要だ．投与後も鎮痙されなければ，数分ごとに数回投与可能である．なお，静脈路確保困難な場合にはジアゼパムを10〜30 mg経腸投与することもできる[5]．

　それでも痙攣重積状態が持続すれば，第二選択薬としてホスフェニトイン（ホストイン®）を22.5 mg/kgで3 mg/kg/分または150 mg/分のいずれか低いほうを超えない速度で静注する．これ以上の速度で投与すると，徐脈や血圧低下を起こしてしまう可能性があるので注意が必要である．

　それらを用いてもなお鎮痙できない，難治性の痙攣発作になった場合には気管挿管を行い，人工呼吸器管理で全身麻酔のもと脳波モニタリングを行いながら鎮静薬を使用する．

痙攣が起こってから30分以上鎮痙できなければ，脳に不可逆的な変化が起きるといわれていることから，目安としては30分程度で全身麻酔に移るのが理論的といわれている．

　鎮静にはチオペンタール（ラボナール®），プロポフォール（ディプリバン®），ミダゾラム（ドルミカム®）が使われる．**チオペンタール**は3～5 mg/kgを静注，もしくは3～5 mg/kg/時で点滴投与し，**プロポフォール**は1～2 mg/kgを静注，もしくは2～5 mg/kg/時で点滴投与する．また**ミダゾラム**は0.1～0.3 mg/kgを静注，もしくは0.05～0.4 mg/kg/時で点滴投与する．

　これらの使い分けとしては，バルビツール系薬剤であるチオペンタールは，痙攣発作の抑制という点では他の麻酔薬より優れているといわれている．しかし，疾患予後との関連はなく，また中止後の覚醒に時間を要する，低血圧などの麻酔中の副作用頻度が高いとされている[6]．プロポフォールは抗てんかん作用が強く，即効性で半減期も短いため使いやすいというメリットがある．副作用で致死的なものの報告があるが，5 mg/kg/時以内で48時間以内の使用であればその可能性はかなり回避できるようである．

　上記薬剤の内容要約を**表3**にまとめておく．

　また，最近は新規抗痙攣薬としてレベチラセタム（イーケプラ®）が使えるようになった．既存の抗痙攣薬と比較しても効果はほぼ同等であり，内科疾患のある患者でも他薬剤との相互作用が少なく，呼吸障害や低血圧などがある患者に対して使用しやすいということからER対応後の入院時に使用されるのを見る機会もあると思うので，知識として知っておいてほしい．

表3　痙攣発作時に使用される薬剤

薬剤名	投与例
ジアゼパム（セルシン®）	1 A（10 mg）を緩徐に静注．数分ごとに数回投与可能．静脈路確保困難な場合：ジアゼパムを10～30 mg経腸投与
ホスフェニトイン（ホストイン®）	22.5 mg/kgで3 mg/kg/分または150 mg/分のいずれか低いほうを超えない速度で静注
チオペンタール（ラボナール®）	3～5 mg/kgで静注，もしくは3～5 mg/kg/時で点滴投与
プロポフォール（ディプリバン®）	1～2 mg/kgで静注，もしくは2～5 mg/kg/時で点滴投与
ミダゾラム（ドルミカム®）	0.1～0.3 mg/kgで静注，もしくは0.05～0.4 mg/kg/時で点滴投与

❸ 重症感染症（尿路感染症）・ショックバイタル症例

CASE 3

糖尿病・脂質異常症の既往のある67歳女性．来院1時間前からの悪寒戦慄，発熱，意識障害を主訴に救急搬送された．来院時の意識状態はJapan Coma Scale（JCS）で3，血圧74/42 mmHg，心拍数109回/分，呼吸数28回/分，SpO_2：96％（室内気），体温38.8℃という状態であった．血液検査で炎症反応高値であり，尿検査で細菌性膿尿を認めていた．CT検査で右腎周囲の脂肪織濃度の上昇を認めていたことから腎盂腎炎による敗血症性ショックの病態と考えられ，surviving sepsis campaign guidelines（SSCG）に則り大量輸液による加療を行ったが，反応が乏しかったためノルアドレナリンを使用して昇圧を行い，血圧改善傾向がみられたためICU入室となった．抗菌薬は尿グラム染色を実施し，グラム陰性桿菌と白血球の貪食像を認めており，直近の入院歴や抗菌薬使用歴もなかったため，セフトリアキソン（CTRX：ロセフィン®）を開始した．

ERでこれも多い症例として敗血症性ショックがある．敗血症性ショックの症例ではまず，熱源としての感染フォーカス（病巣）をしっかり同定することが重要である．なぜなら感染フォーカスによって想定される起因菌が大きく変わってきて，使用する抗菌薬も変わってくるからだ．

本症例で使用したCTRXは最も頻回に使用される抗菌薬といえるだろう．ほかに救急外来でよく使われる抗菌薬はアンピシリン・スルバクタム（ABPC/SBT：ユナシン®），バンコマイシン（VCM），メロペネム（MEPM：メロペン®），アンピシリン（ABPC：ビクシリン®）などがある．ほかにも多数の抗菌薬はあるのだが，救急外来でよく出合う感染症である市中肺炎や誤嚥性肺炎，そして尿路感染症の起因菌（詳細は感染症の教科書類を参考のこと）はほぼこれらで網羅できるため，まずはこれらの使い方を覚えておこう．そして，救急外来で最も致死的な感染症である細菌性髄膜炎で投与しなければならない抗菌薬がVCM，CTRXであり，50歳以上ならばABPCも追加投与することとなる．なので，まずこれらをしっかり使えるようになれば救急外来で細菌感染症を見た際に手が止まってしまうことはなくなると思う．なお，投与量に関しては感染症によって，また腎機能によっても調整が必要なため，ライフサイエンス出版より発行されている『サンフォード感染症治療ガイド』を参照してほしい．

また，この症例では昇圧薬としてノルアドレナリンが使われていたが，ERでよく使われる昇圧薬としてはカテコラミンとしてノルアドレナリンのほかにドパミン，ドブタミン，

アドレナリンがある．これらの投与量や作用，使い分けもある程度理解しておく必要がある．主な内容は**表4**を参考してほしい．本症例のような敗血症性ショックの場合にはドパミンよりもノルアドレナリンの方が頻脈になりにくく，昇圧作用も強力なため有効であるとされている[7]．ノルアドレナリンの使い方は何通りかあると思うが，ここに一例を記載しておく．下記のほかにもあるかと思うが，施設ごとでも異なっている場合もある．よく行う使い方を上級医に教わったりして，それらのなかでいずれかの使いやすいと思う使用法を覚えておくようにしよう．

ノルアドレナリンの使用例

> ① ノルアドレナリン（1 mg/1 mL）5 A＋5％ブドウ糖液45 mLで希釈する
>   （体重50 kgの場合，1 mL/時で0.033 γとなる）
> ② ノルアドレナリン（1 mg/1 mL）3 A＋5％ブドウ糖液17 mLで希釈する
>   （体重50 kgの場合，1 mL/時で0.05 γとなる）

なお，ここで"γ"という単位を使用したが，ご存知だろうか？ γとは µg/kg/分と同義の表現である．つまり，1γとは「体重1 kgあたり1分間に1 µgの薬剤が注入される投与速度」のこととなる．薬剤の使用単位でしばしば散見されると思うのでぜひ覚えておこう．

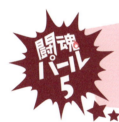

闘魂パール5　昇圧薬として最も頻用されるノルアドレナリンの使い方をマスターしよう！

表4 ERでよく使われるカテコラミン

カテコラミン	投与量（µg/kg/分）	受容体への作用				生理作用			
		$β_1$	$β_2$	$α_1$	D	収縮力増加	心拍数増加	血管拡張	腎血流増加
ドパミン	1〜3	−	−	−	＋	−	−	−	＋
	3〜10	＋	−	＋	＋	＋	＋	収縮	＋/−
	10〜	＋＋	＋	＋	＋	＋＋	＋＋	収縮	＋/−
ドブタミン	1〜10	＋＋	＋	＋	−	＋＋	＋＋	−/＋/＋＋	＋
アドレナリン	0.03〜0.3	＋＋＋	＋＋	＋＋＋	−	＋＋＋	＋＋	収縮	−
ノルアドレナリン	0.03〜0.3	＋＋＋	−	＋＋＋	−	＋＋＋	−	収縮	−

（文献8，p225より一部を引用）

❹ 腰背部痛→尿管結石症症例

> **CASE 4**
> 特に既往のない40歳男性．普段通り夕食とビール500 mLを摂取して就寝しようとしたところ，急に右の腰背部に激痛を感じたため救急要請．搬送時，苦悶様の表情であった．バイタル上は血圧高値であったが左右差はなく，ほかには異常を認めなかった．尿検査で肉眼的血尿を認めており，腹部エコーで右水腎症を認めていた．またKUB（腎・尿管・膀胱）・腹部CTで右尿管に6 mmの結石あり，尿管結石症による疼痛と診断された．ジクロフェナク坐剤（ボルタレン® サポ®）50 mgを挿肛され疼痛は改善傾向となった．

　尿管結石症は突然に近い急性発症の激しい疼痛（腰背部痛や下腹部痛）を訴えて救急搬送されることが多いため，重篤な緊急性の高い疾患を常に鑑別に考えなければいけないことが多く，診断までに救急外来でよく悩まされる疾患の1つだと思う．鑑別診断などは本稿内容とずれてしまうので詳細は省くが，救急外来で疼痛管理はどのような疾患でも常に考えなければならない問題となる．そのため，鎮痛薬の種類や使い分けなどはしっかりと理解しておく必要がある．

　鎮痛薬はよく使われるものを大きく分けると，アセトアミノフェン製剤，non-steroidal anti-inflammatory drugs（NSAIDs，非ステロイド性抗炎症薬），オピオイド製剤に分類できる．

　アセトアミノフェン製剤（カロナール®，アルピニー®坐剤，アセリオ®注）の特徴は何をおいてもその副作用や禁忌の少なさから"使いやすい"ということがあげられるだろう．妊婦や授乳中の場合でもほとんどの状況で使用可能であり，腎機能障害もあまり気にせずに投与できる．他方，"抗炎症作用"をもたないことからやや効果が乏しいという認識もされている．その点は1回投与量を最大1,000 mg，1日最大4,000 mgまで投与可能となっているため，疼痛の程度に合わせて増量することである程度の鎮痛作用を期待することができる．作用時間はだいたい4〜6時間程度とやや短めである．

　NSAIDs（ロキソニン®，ボルタレン®，ボルタレン®サポ®，ロピオン®注）は"抗炎症作用"があるため，鎮痛作用はアセトアミノフェン製剤より強い．特に骨や関節など整形外科分野の疼痛に強い効果が望める．しかし，注意点としては長期間内服を継続していると天井効果があるため徐々に効果が薄れていく．また，長期内服や頻回使用による過量投与となりやすく，腎障害や消化性潰瘍などの副作用の危険性がある．また，妊婦に対しても妊娠後期は血管収縮作用により動脈管の早期閉塞を誘発するため禁忌とされている．

オピオイド製剤（ソセゴン®注，モルヒネ注，レペタン®注，フェンタニル®注）はいわゆる医療用麻薬といわれるものであり，救急外来で使われることはあまり多くないが，強力な鎮痛を要する病態（消化管穿孔，大動脈解離，心筋梗塞など）の際に使用される．

それぞれの特徴や副作用などをしっかり理解して，使い分けるようにしよう．以下の**表5**に代表的なものと投与量をまとめておく．

表5　鎮痛薬の種類

	剤形	薬剤名	投与例
アセトアミノフェン製剤	経口	カロナール®	400〜1,000 mg/回，4,000 mg/日まで投与可能
	坐剤	アルピニー®坐剤	200〜400 mg頓用
	注射	アセリオ®静注液	1,000 mg/100 mL/Vを15分以上かけて点滴静注
NSAIDs	経口	ロキソニン®	60 mg 1錠頓用または1回1錠1日3回
	坐剤	ボルタレン®サポ®	25〜50 mg頓用
	注射	ロピオン®注	50 mg/5 mL/Aを生理食塩液100 mLに溶かして15〜30分以上かけて投与
オピオイド製剤	注射	ソセゴン®注	15 mg/1 mL/Aを0.5〜1 A静注or筋注

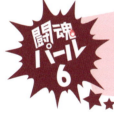

闘魂パール6　鎮痛薬は効果と副作用のバランスを考えて使用すること！

おわりに

本稿では症例を中心に救急外来でよく使用される薬剤を薬効・種類別に解説していきました．解説したい薬剤はまだまだ多数ありますが，これ以上内容を多くしてもおそらく記憶に残りにくくなると思いますので，まずはここで解説した薬剤に関してしっかりと理解してください．これを理解した読者のあなたはきっとこれだけで十分救急外来で闘えるDrになっているに違いありません！自信をもって救急外来に挑んでください！ここで記載できなかった内容はまた続編があればその機会に解説したいと思います（笑）．それではま

た闘魂外来でお会いしましょう！ ここでの内容が皆様のお役に立てることを祈っております．

引用文献

1) Pirmohamed M, et al：Adverse drug reactions as cause of admission to hospital：prospective analysis of 18 820 patients. BMJ, 329：15-19, 2004
2) Prybys KM：Deadly drug interactions in emergency medicine. Emerg Med Clin North Am, 22：845-863, 2004
3) 大谷壽一：薬物間相互作用．臨床薬理，41：159, 2010
4) Neumar RW, et al：Part 1：Executive Summary：2015 American Heart Association Guidelines Update for Cardiopulmonary Resuscitation and Emergency Cardiovascular Care. Circulation, 132：S315-S367, 2015
5) Remy C, et al：Intrarectal diazepam in epileptic adults. Epilepsia, 33：353-358, 1992
6) Parviainen I, et al：Propofol and barbiturates for the anesthesia of refractory convulsive status epilepticus：pros and cons. Neurol Res, 29：667-671, 2007
7) De Backer D, et al：Comparison of dopamine and norepinephrine in the treatment of shock. N Engl J Med, 362：779-789, 2010
8)「循環器治療薬ファイル第2版」（村川裕二／著）．メディカル・サイエンス・インターナショナル，2014

参考文献～もっと学びたい人のために

1)「日本語版 サンフォード感染症治療ガイド2017（第47版）」（Gilbert DN, 他／編, 菊池 賢, 橋本正良／監修），ライフサイエンス出版，2017
　　➡ 抗菌薬の用量を調べる際に重宝するバイブル的存在です．ポケットにしのばせておきましょう！

COLUMN

アドレナリン？ エピネフリン？ どっち？？

アドレナリンは別名エピネフリンとも言われるが，何が違うかご存知だろうか？実はどちらも全く同じ薬なのだ．ではなぜこのように別々の名前がついているかというと，とても深い歴史的背景がある．実はアドレナリンを発見し，抽出に成功したのは日本人なのだ！1900年に高峰譲吉博士が世界ではじめてのホルモン抽出に成功している．しかし，アドレナリンの抽出実験は世界中で行われており，高峰博士の発見後にアメリカの研究者Abel Jもアドレナリンの抽出に成功し，そのホルモンを"エピネフリン"と名付けたのだ．そして高峰博士の死後，Abelは「高峰の発見は私の盗作である」と主張しはじめた．それは高峰博士がAbelの研究室を訪問していたことを無理やりこじつけての主張であったようである．そして，アメリカではこの主張が認められ，Abelがアドレナリンの第一発見者となっている．しかし，その後高峰博士の助手であった上中啓三氏の実験ノートなどによって「高峰がアドレナリンの発見者である」ということがめでたくも世界的に認められている．そんな事実があるにもかかわらず，日本ではアドレナリンの正式名称がエピネフリンとなっていたのである！そこはちゃんと自己主張しやなあかんやろ！って思っていた矢先，2006年4月に日本薬局方で「エピネフリンではなく，アドレナリンが正式名称である」と改訂された．ホッと一安心である．ちなみにヨーロッパでは高峰博士の功績を認めており，"アドレナリン"の名称が使われている．それに対し，アメリカでは依然として"エピネフリン"という名称が使われている．アメリカちっちゃいな～，その愛国心いらんやろ～って思ってしまう．

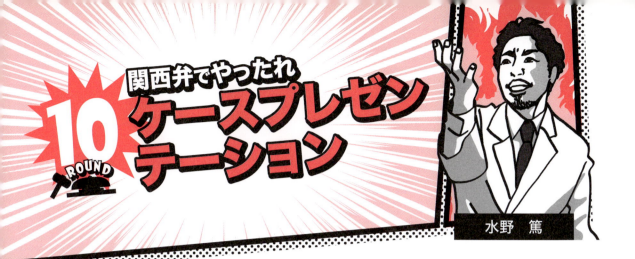

ROUND 10 関西弁でやったれ ケースプレゼンテーション

水野　篤

　ちょっと一度よく目次を見直してほしいのであるが，自分のところだけ，なぜか"関西弁"縛りである．正直10年も東京にいると，関西弁をしっかり喋れているのかすら不安であり，実際久々に厳しい要求度の高い原稿依頼であった．

　関西弁で要求されたのには理由がある．本稿のテーマは，遡ること2010年に羊土社のレジデントノートで徳田先生と連載させていただいた，「研修医の症例プレゼンテーションをチェック」に合わせてお題をいただいたというわけである．いわゆるヴァーチャルな闘魂外来の思い出だ．徳田先生とのコラボレーションはこの頃からでもう10年近い．若輩者に機会をくれた熱い想いに応えるべくこの数年前の原稿に，2018年現在における熱い想いを加えさせていただく．また，基となる連載でも多大なる知識と見識をくれた山口典弘先生にも敬意を示しながら本編に入りたいと思う．

はじめに　〜プレゼンテーションとはなんぞや〜

　まずベタな話には触れておく方がいいだろう．

「プレゼンテーション」の語源は"プレゼント"

　まぁ，この引用元はいくつもあるが，語源として極端に間違えているかどうかは全くわからない．プレゼントって言ったって，すぐ贈り物が思い浮かぶが，相手の前に立つっていうような意味だってある．このあたりがなんとなくのニュアンスでよさそうな気がするだろう．

　結局何が大事かっていえば，プレゼンテーションは，==相手が何を求めているかを考える，そして，いったん"相手の立場に立ってみる"作業が大事==だってことである．

ケースプレゼンとはなんぞや

　ではもう少し踏み込んで，ケースプレゼンである．この"ケース＝症例"というものは，そもそも"患者"である．この"症例"と"患者"の違いはどこにあるのか？これを理解することこそ，プレゼンテーションするときの極意につながる．

　根本的に"症例"なんていうもの，個人情報という観点からの"個"の消失と考えられているかもしれない．しかし，われわれ医療従事者にとって，最も重要なことはこの"個"の消失というものが個人情報の削除ということだけではなく，抽象化＝Abstractionというものであり，この"情報を捨てること（取捨選択）≒抽象化：Abstraction"を「どの程度」するのかということこそが，しつこいがプレゼンテーションの極意である．通常，これは無意識に（恣意的）に行われており，それを認識しながらプレゼンすることで質が向上することは間違いないだろう．

　この取捨選択であるが，自分勝手に好きなように取捨選択するのではない．決まりごとがあるわけだ．それは暗黙のルールに近い[1]．大体はSemantic qualifier（SQ）といった医学用語や，施設特有の用語を適切に用いながら行われる．このように情報を取捨選択してからようやくプレゼンテーションの方法に入るわけだ．ケースプレゼンテーションの基本として，以前の連載で，研修医・医学生が陥りがちな3つのポイントに注意するように伝えた．今もこれは変わらない．

> ① プレゼンテーションは順番が重要
> ② 主観的所見と客観的所見を混ぜない
> ③ 客観的所見とアセスメントを混ぜない

　今回はこれに従い，紙面の都合で②と③は合わせて解説させていただく．関西弁でのやり取りをみながらプレゼンテーションを学習してほしい．それでは長い前置きであったが，最近あえて避けてきていた対話形式の本編に入りたいと思う．ここからは慣れない関西弁で行ってみるのでこのちょっとした違和感を楽しんでほしい．まぁ，あえて言わずともわかるとは思うが，指導医が関西弁というシチュエーションである．

プレゼンテーションは順番が重要

研修医「先生，昨日入院した患者さんのプレゼンテーションのチェックお願いできますか？」

指導医「ええよ～」

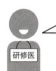

Example1 糖尿病で当院内分泌内科に受診しておりSU剤を飲んでいます．高血圧を○○病院で指摘されています．腰椎ヘルニアを当院整形外科でフォローされている69歳女性です．起床時からの38度の発熱でER受診．昨日から血尿があり，CRPが上昇していたので尿路感染症の診断で入院いたしました…

指導医「ちょいちょいちょい，待て待て．プレゼンテーションってしたことあるんか？」

研修医「先輩からこんな感じで教えてもらったんですけど，大体こんな感じじゃなかったですか？」

指導医「感じね．．．プレゼンテーションは言語と同じで一定の決まりがあるねん．よく教科書でも書いてあるけど，特に重要なポイントがあってその1つがプレゼンテーションする順序やな」

研修医「順序ですか？ 伝わればいいと思うんですけど…」

指導医「そら，言ってることはもっともやけど，プレゼンテーションは医療者の共通の言語体系やから最初は文法のように覚えてもらった方が，成長が早いと思うで．最初に変な癖がつくと，一生治らんしな」

研修医「わかりました…」

指導医「今回は基本中の基本：**順序**だけでも覚えてくれ．
プロフィール（年齢，性別，人種）⇒ 主訴 ⇒ 現病歴 ⇒ 既往歴 ⇒ アレルギー・生活歴，薬物内服歴 ⇒ 家族歴 で必要な時ROSや（図1）．ここまでが主観的で"subjective data"ってもんやな．ここから先が身体診察所見，検査所見で，これらは客観的で"objective data"やな．そいでもって，アセスメント＆プランに至ってようやく診断やで」

研修医「先生，ROSって何ですか？」

指導医「知らんのかぁ…道のりは険しいな…．確かにROSは定義がほとんどどこにも書いてないけど，問診という観点において以下（**表1**）のように定義しておこか」

図1 プレゼンテーションの順序

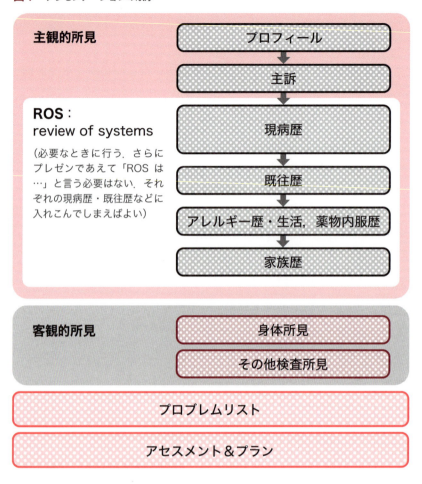

表1 ROS（review of systems）って知っとるか？

ROSの定義：系統立てて行う網羅的問診	
何のためにするか？	① 鑑別疾患を立てるもしくは，鑑別疾患からの絞込みのための網羅的な情報収集 ② 患者自身が気づいていないプロブレムの抽出
どのようにしてするか？	ROSシートのようなもので聞きもれのない問診を行う[2]
プレゼンとのかかわり	すべての所見を述べると冗長になる．よってプレゼンでは鑑別診断を行ううえで意義の高いものに限って述べる

研修医「それじゃあ，無茶苦茶わかりやすい病気だった場合はROSはいらないこともあるってことですね？」

指導医「それはありうることやな．例えばインフルエンザ流行期のインフルエンザ診断な

んかには，ほとんど使わんやろ．どれも完璧にやることだけが大切やないねん．時間効率とかも考えてやらな，いくら時間あっても足りへんからな」

❶ 順番どおりに話すことがなんで大事？

研修医「あと，先生，順番どおりに話すことってなんかメリットあるんですか？」

指導医「プレゼンテーションっていうのは症例を共有する方法の1つやろ．聴いてくれてる人のことも考えなあかんやろ．フルプレゼンテーションするとなるとかなりの情報量になるから聴く側も頭の中で整理して待っとるんや」

研修医「どんな順番すか？」

指導医「まず，時間軸と合っていないと聞いているだけやとわからんくなる．先生の症例やと，血尿は現病歴に入るし，昨日やから"昨日血尿 → 今日発熱"やろ？ お前は直接話を聞いているから，すでにある程度整理されているかもしらんけど聴いているわれわれは，時間軸どおりに話してくれないとついていかれへんねん」

研修医「そんな気がしてきました…」

指導医「もう1つは，プレゼン自体の順番や．やはり重要な順番に並べてあって，一番大事な鑑別診断は，主訴ごとにデータベース化されてるやろ．最初に主訴を述べたら，聴いている人にはその瞬間鑑別がぶわーっと頭の中にでてきて，1個1個の鑑別診断の可能性をプレゼンターの話を聞きながら，上げ下げしていってるんや．Kahnemanとかの本にでてくるSystem1なんかの感覚に近いかな[3] [Round 3, p46参照]．主訴・現病歴はそれが重要やから既往歴よりは先にくるねんな．大体みんな次に何がくるか想像して聴いているからな」

研修医「なるほど，順序立てて聴衆がわかるようになっているんですね」

指導医「プレゼンターが思考回路をまとめるときにも良いし，ディスカッションが途中から始まっても，どこでどうなったかも明確になるしな」

研修医「双方にとって良い感じなんですね」

❷ プレゼンは思考を共有するツールである！

指導医「よしよし，ええ感じにわかってくれたかな．
最後にさらに踏み込んでおくと，本来，既往症であっても，現病歴に強く関連していることは現病歴に入れるんや．Pertinent（パーチネント）とかいうやろ[1]．例えば，髄膜炎で入院した人が1カ月前に開頭手術していたときなんかが挙げられる」

研修医「何が大事な病歴かは誰が判断するんですか？」

指導医「先生自身や！他人と症例を共有するためのプレゼンテーション，お前がどう考えたかを指導医は知りたいねん．先生自身の問題解決プロセスに矛盾があったら，プレゼンテーションも聴いてておかしくなる．そのおかしいところに正しい診断のへのDiagnostic Clue（診断の糸口）が隠れてることが多いんや．しかも，自分でプレゼンを組み立ててみて初めて，自ら見逃しに気付くことも多い」

研修医「診断がついていないときとかどうするんですか？」

指導医「最初から診断を正確につけることだけが大切なわけちゃうねん．ただ，最も疑わしい疾患や鑑別診断に絞ってプレゼンテーションはできるし，正確に情報を整理して共有できれば，いい知恵をもってる先生が必ず"おっ！"て助けてくれる．"何が大事か"を判断するのは難しいところやけど，そここそが先生らが学ばなあかんところで情報の取捨選択は，臨床医学のアートの部分やねん．知識と経験で，プレゼンは成長していくねん」

研修医「なんか深い話になってきましたね…」

指導医「そこはやってみたらわかってくるわ．余談やけど，回診とかでの歩きながらのプレゼンテーションでは，さらにいらん部分とか飛ばして短くするんや．あくまでフルプレゼンからの省略で考えてもらってええよ」

研修医「ちょっとわかってきました．いろんな訴えで来る患者を毎回同じ流れに乗せるために，順序にこだわるんですね．大学でも言ってた，問題の定式化っていうやつですね」

指導医「せや，プレゼンは診療にあたった医師の考えを話す場なんやから，記憶なんかせんでもええはずやねん．そやけど，大体突っ込まれたらわけわからんくなる研修医の先生達が多いからな．系統立てた思考ができてないからやな．以上を踏まえてもっぺんやってみぃ」

研修医「がんばります」

「69歳（日本人）女性．主訴は発熱，血尿．現病歴ですが，昨日夜間からの血尿があり，来院当日になり38度の発熱を認めたため当院受診されました．既往歴は糖尿病がありSU剤内服中，50代からの高血圧がありますが薬物治療は施行されておりません．あと，腰椎ヘルニアがあり，当院受診中です．服薬はSU剤以外にはありません．……」

指導医「まぁちょっとはマシになったな．順序をしっかり話せば，それだけで流れるように聴こえるからうそやと思ってがんばってみぃ」

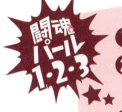
❶ プレゼンの極意はいかに情報を捨てるか
❷ 何といってもプレゼンテーションの順序が重要！！
❸ 順序を守ることのメリットはプレゼンター・聴衆の双方にある

主観的所見と客観的所見，アセスメントを混ぜない

〜救急外来現場にて〜

研修医「先生，心筋梗塞なんですよ！！」

指導医「わかった，わかった．どんな病歴やねん．プレゼンは？」

Example2 56歳男性，主訴は胸痛です．現病歴ですが，来院当日突然の胸痛を認めたため当院救急外来受診．心電図ではⅡ，Ⅲ，aV_F誘導でST上昇を認めます．トロポニンT陽性で，エコーは下壁の動きが悪いような気がします！！ 心筋梗塞です．即座にカテーテル治療の適応です．

指導医「ちょいちょい，待って待って．ST上昇はわかったから，本人の主訴の胸痛の性状とかもう少しないんか？」

研修医「もうST上昇なんだからいいんじゃないんですか？ 心筋梗塞で決まりですよね」

指導医「どあほ！！ 現病歴が重要やろ．胸痛ってだけで検査に頼りすぎやろ．病歴聴取したんか？」

研修医「なんとなくは聞きましたけど，特に変わったところはありませんでした」

指導医「じゃぁ，聞くけど背中への放散とかは？」

研修医「左肩から背中にかけての放散があるらしいですけど，心筋梗塞ですよね」

指導医「心筋梗塞のときの放散は右肩に多く，意外に左は多くないって言われているし，背中っていうのはkey pointやろ．もっと疑って問診したら大動脈解離はどやねん．しかも，胸痛の問診も甘いなぁ．胸痛も種類あるやろ，典型的胸痛なのかど

うか？とか[2)]」

研修医「けど，Ⅱ，Ⅲ，aVFでST上昇っすよ…」

指導医「大動脈解離での心筋梗塞合併は右冠動脈の関与が多いし，もちろん循環器内科へのコンサルテーションは優先事項や．ただ，丸投げするんがええことちゃうやろ．やれることをやるんや．痛みの性状は？」

研修医「なんか裂けるような痛みとは言ってました」

指導医「なら，疑わしいな．既往歴は？」

研修医「高血圧…」

指導医「中年男性の突然発症の裂けるような胸痛で左肩・背部への放散．客観的所見も入ってしもてるけど，心電図でのⅡ，Ⅲ，aVFのST上昇．かなり大動脈解離を疑うな．バイタルサインが抜けとるんちゃうか．末梢動脈の脈拍の対称性と上肢の血圧の左右差はどうや？」

研修医「診ていませんでした」（急いでチェック）…「左右差はなさそうです」

指導医「ほな，必要な検査は？」

研修医「エコーとCTっすか？」

CTを施行したところ見事に上行大動脈よりはじまる大動脈解離を認めた．
Stanford A型大動脈解離であり，循環器内科と心臓外科が相談しながら緊急手術となった．

● 主観的所見は患者の声，しっかりプレゼンしよう

研修医「何が悪かったのでしょうか？」

指導医「一概に悪いっていうことちゃうけど，主観的所見の部分が少ないな．==主観的所見は患者の声，主訴に直接結びつくことやからここで診断をつけるつもりでしっかり聞いてプレゼンすることが重要や==．客観的所見に引きずられて診断を間違えるケースは多い．例えば，"86歳男性，発熱，肺炎球菌尿中抗原陽性，胸部単純X線写真で左下肺野に軽度浸潤影"．診断は？」

研修医「肺炎じゃないっすか？」

指導医「いや，よく家族に話を聞けば，この2日ぐらいでボーっとし始めて意識障害が主訴で，増悪傾向にあるということから肺炎球菌性髄膜炎の診断に至ったケースや」

研修医「……」

指導医「検査名称に引きずられとるんや．これは，一般的にいわれていることやけど，==診断過程においては検査前確率が重要で，できる臨床医ならば病歴だけで診断に至ることが少なくないやろ==」

研修医「けど，検査はしますよね？」

指導医「あくまで確認というスタンスでおらなあかんやろ．個人的にも医者の仕事の美しさの1つには，その診断推論の部分にあるとも思うしな．検査後確率は検査前確率に大きく影響されるから．下の図2のイメージをもっといてくれ［Round 7, p85も参照］」

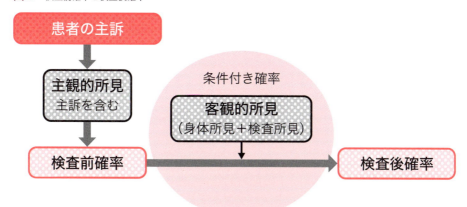

図2 検査前確率と検査後確率

ベイズ統計の話であるが，確率に関してはピンとこないので，理解できない人も多い．
基本はまず，イメージをもつことが大切である．
〔単純な掛け算ではない．検査前オッズ×陽性（陰性）尤度比 ＝ 検査後オッズ
検査後確率 ＝ 尤度比／（1／検査前確率 － 1 ＋ 尤度比）．今回は割愛する〕．
むしろ「検査後確率は検査前確率条件のもとで条件付き確率により求められるものである」というように理解してほしい．

研修医「まず，主観的所見での検査前確率が重要ということですね」

指導医「せや，検査前確率の部分であまり考えにくい場合は，検査しても，ほとんど検査後確率に影響しないことが多い」

研修医「何度も聞いているとわかります．簡単に言えば，今回で重要なことは，検査所見で引きずられてしまうと主訴 ＝ 患者の最も治療してもらいたいところがおろそかになるということですね」

指導医「プレゼンにおいて，主観的所見は"患者の主訴につながる最も言いたいところ"客観的所見は"身体所見を含めてそれを確認するところ"というイメージやろ．主観的所見と客観的所見の役割はかなり違うと思っていてもらっていいやろ」

研修医「なるほど，やはりもう少し問診にこだわりたくなってきました」

指導医「今の時代検査が発展しているし，その検査の読み方の勉強もせなあかんから問診よりも検査の少々マニアックな読み方も重要になってると思うわ．けど，どこでもやっていける実力をつけたいんやったら問診，問診，問診や！！」

研修医「主観的所見の現病歴の部分は患者さんの話し言葉の方がいいんですか？」

指導医「ええ質問やな．結論はバランスや．この抽象化能力こそが臨床能力やな．よく Semantic qualifier（表2）という上位の医学概念に置き換える"Representation"をすると診断能が向上するといった文献報告もある．Representationにはアセスメントが入り込むんで，アセスメントが主観的所見に入り込むことは避けないとあかん．こここそ，個人の臨床能力がでるんちゃうか」

研修医「なるほどアセスメントが入ると"プレゼンの順番"というところにもひっかかってしまいますしね」

表2 Semantic qualifier（SQ）って何や？

SQの定義：臨床所見の要約，概念化	
何のためにするか？	① プレゼンテーションの簡潔化 ② SQでまとめることでより疾患のイメージをつけやすくする ③ 後でSQでまとめることで，研究報告の際に抽出しやすくする などなど…
例としては	・3日前，2日前，1日前の発熱 ⇒ 繰り返す発熱 ・3カ月前からのドクンドクンとするこめかみの痛み ⇒ 慢性の拍動性の側頭部痛

所見をSQでまとめることをRepresentationといい，研修医の教育では有用であると言われている．どの程度まとめるかなどについては個人の判断によるところが大きい．

指導医「ほな今日の症例はもう一度やり直しや」

研修医「診断が間違えていたから，つらいっすね…」

指導医「かまわんかまわん．今はこういう風に勉強していくことが大事やねん．ほなもう1回やってみてみぃ」

56歳男性，主訴は胸痛です．現病歴ですが，来院当日突然の発症でこれまで自覚したことのないような裂けるような痛みであったため当院救急外来受診．痛みの移動は軽度左肩に移動し，持続しています．既往歴は高血圧のみです．家族歴では心疾患など特記すべきことはありません．バイタルサインでは血圧：160/90 mmHgと上昇しており，呼吸数が22回/分と増加している以外には特記すべき所見はありませんでした．心電図ではⅡ，Ⅲ，aV$_F$誘導でST上昇を認めましたが，胸痛の性状が裂けるような痛みであり，左肩に移動していることから大動脈解離の否定のため行った造影CTでStanford A型の大動脈解離を認めました．心臓血管外科のDrを呼びながら，降圧を行っております．

指導医「よくなってきたんちゃうか」

研修医「がんばりまっす！！」

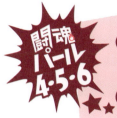

闘魂パール 4・5・6

❹ 主観的所見と客観的所見，アセスメントの役割は違う！！
❺ 客観的所見に引きずられない！！
❻ Semantic qualifier！！！（必殺技のようだ）

おわりに

　文字数の関係上，網羅的にとまではいかないまでもプレゼンテーションの大切なところに触れてきた．最後に追記しておきたいことは，「プレゼンテーションを"意図的に"行って欲しい」ということである．得てして，プレゼンテーションというものは会話であり，日常会話の延長もしくは，ただ敬語にしただけということはよくある．日常診療におけるケースプレゼンテーションというものを"より深く"考え，"より科学的に"行おうと努力し続けることこそが重要である．表面的な基本原則・テクニックを覚えた皆さんは，ぜひその先に考えに考え抜いた自分オリジナルのスタイル・理論を構築して，われわれにフィードバックしていただきたい．読者である後進である皆さんは，われわれがやってきたことを半分の期間で行うことであろう．そして，われわれもそのような後進が成長し，抜かれてゆくことを楽しみにしている．しかし，われわれも負けないで努力し続ける，頑張り続けるその姿勢こそが闘魂外来で時間を共有した医学生や研修医に伝えたい意識である．

引用文献

1）「研修医のアタマと心とからだ〜モヤモヤ研修生活をどう乗り切るか？」（水野 篤/著），メディカル・サイエンス・インターナショナル，2017
2）大塚文之：虚血性心疾患の病態生理 "キホンのキ"〜虚血ってなんだ？ 急性冠症候群と安定した狭心症の違い．内科，119：363-369，2017
3）「ファスト ＆ スロー（上・下）」（Daniel Kahneman/著，村井章子/訳），早川書房，2012

本稿は，レジデントノート連載「研修医の症例プレゼンテーションをチェック」第1話〜第3話（水野 篤，山口典宏：レジデントノート no.12 vol.1〜3，2010）に加筆・修正を加えたものである．

ROUND 11 患者・家族への説明とフォローアップ
トラブル回避の極意は説明にあり

岸田直樹

　救急外来で求められるスキルのなかで最も重要なものは「患者・家族への説明とそのコミュニケーション」と言っても過言ではない．診断スキル，治療・全身管理のすばらしい知識があっても患者・家族ともめる医師は意外に多い．それは，そのような医師が悪いというわけではなく，救急外来という場は患者・家族への説明のスキルにおいて，さまざまな医療現場の中でもアドバンスであろう．その理由はいくつかある．まずひとつは，この闘魂外来の学びをもってしても救急外来ではその瞬間に診断がつかないことがそれなりの頻度である．そのため，「原因は判然としないけど緊急性の高い病気はなさそう」という明確な診断名をつけられない"あいまいな説明"で帰宅いただくことが多い．また，救急外来では患者さんは原則"一見さん（いちげんさん）"である．救急受診が頻回となっている急性薬物中毒〔過量内服，ソセゴン®中毒（ペンタゾシン依存症）など〕，常連のパニック発作による過換気の患者さんもいて，一瞬自分が真の主治医では？と思うこともあるが，このような場合は例外だ．つまり，基本的には初めて出会う患者さんであり，十分な患者情報がないこともある．そして，何よりその後のフォローができない．ここが大きい．一般内科外来のように「また3日後フォローさせてください」とは原則できず，"上手に外来へつなげるスキル"も求められる．つまり，すべての患者さんで受診した（初めて出会った）その瞬間に良好な医師−患者関係を築かないといけないのだ．そして，そのようなアドバンスのコミュニケーションが求められる場に経験が豊富とは言えない研修医が立っている．

　ではどうするか？そこを闘魂外来同様に"熱く"，"ガツン"とお伝えしたい！ところだが，正直自分は最高の反面教師であろう．この側面ではかっこ良いことは言えず，むしろ失敗談なら朝まで語り続けられそうである．自分の一番の思いは，みなさんに「患者・家族への説明」に関して同じような嫌な経験をできるだけしないでほしい，そう思う．

CASE

特に既往のない21歳女性．今日の昼くらいから手足のしびれ，呼吸の苦しい感じがあり救急外来受診．過換気症候群と診断され，精神安定薬を処方され帰宅となった．しかし，過呼吸，手足のしびれが持続し歩行もふらつく状態となり再度救急外来を受診．「そのうち良くなるでしょう．救急での診察は不要で精神科を受診してください」と過換気症候群の診断として精神科受診を指示して帰宅となった．翌日，精神科に向かう途中に容態が急変し，2日後に死亡となった．患者さんの父親は約7,000万円の損害賠償を求める訴訟を起こし勝訴となった．

[注：これは実話である]

　過換気症候群は医師だけではなく，看護師や救急隊までもが「やれやれ」と思いがちといわれる．それは，見ための重症感や社会的な背景が複雑なことがあるといったことだけではなく，実際には命にかかわらないと思いがちで十分な診察をしない傾向は全国的にあるであろう．本症例の診断は何であろうか？ 実は，Guillain-Barré症候群だったのだ．過換気症候群は確かに精神的な問題で起こることが多く，その多くはパニック発作によるものである．しかし，"過換気症候群のピットフォール！"は知っておくべきである．過換気症候群の背後に敗血症，DKAなどの代謝性アシドーシス，気胸・肺炎・肺塞栓症，サリチル酸中毒，周期性四肢麻痺，そしてGuillain-Barré症候群や重症筋無力症といった神経疾患がある！のであるが，ここを話すのは本稿の目的ではない．本症例において訴えられた原因は何だったであろうか？

　医療訴訟の理由として最も多いとされる判断ミス[1]も1つの要素だが，それ以上に大きいのが，医師からの説明のしかたなのだ．本症例の訴状でも父親の一番の怒りは十分な診察もしないで，「そのうち良くなると言い根拠のない期待を抱かせた」と書かれている．Guillain-Barré症候群は，発症率は人口10万あたり0.62〜2.66人とされ決して頻度の高い疾患ではない．また，重篤な経過をたどる場合も無くはないが，基本的には死亡となることは少ない疾患である[2]．医療訴訟の多くは実際は「説明に関する医師−患者・家族のコミュニケーショントラブル」と医療訴訟を実際に扱う弁護士からも聞くことが多い．

闘魂ピットフォール 1 「やれやれ」と思ったときの患者・家族への説明，その思いはきちんと患者さんには伝わっている

ではどうするか？が本稿の目的だが，どうするべきだ！というよりは，実際の失敗症例からどうしたらよかったか？を考えてみたい．

診断がはっきりわからないとき

特に基礎疾患のない30代女性．本日夕方から下腹部痛があって受診．妊娠反応陰性，血液検査で異常所見なく，腹部X線で便があったため研修医は「便秘です」と言って帰宅とした．改善しないため2日後内科外来受診．ショックバイタルで，貧血認め，卵巣出血の診断となった．患者さんは「自分は便秘気味でもない」と言ったのに救急外来で「便秘だ」と言われたことに不満を言っていた．

腹痛は痛みの訴えのなかで最も診断の難しいものとされる．実際，救急外来では4人に1人は診断がつかないともいわれる．自分自身も初期研修医のときに，「便秘」という患者説明上，便利な病名を知って多用していた時期があったが，今は便を掻き出すような患者さんでなければ便秘という病名は"あえて"使わないようにしている．患者説明で研修医がつい陥るパターンに「何らかの病名を言わないと信用されない」と思うフェーズがある．これは往々にして自分の診療に自信がないときに起こりやすい．研修医という立場を多くの研修病院では公開しているため，患者さんとのコミュニケーションで困ったことがある研修医はいるであろう．確かに患者さんが「研修医が診察か」と見下すような言い方をする場合はある．直接言われなくても雰囲気で十分伝わってくる患者さんは多いであろう．そういうときに，信用されていない空気を改善する方法としてズバッと病名を言いたくなる症候群になりがちだが注意したい．「いろいろ検査しましたが，腹痛の原因として現時点でこれといったものはありません．腹痛の原因がはっきりしませんが，○○などの重篤な徴候はいまはなさそうです」と無理に病名は言わずに診察や検査での重篤なサインが"現

時点では"ないことを伝えることが重要である.

このつい言い切ってしまうものに「骨折除外のX線」もある.「骨折はありません.大丈夫です」と言いたい気持ちもよくわかるが,1回のX線だけでは判断が難しい場合は多々ある.よって,「X線では大きな骨折はなさそうです.ただ,小さな骨折となるとX線ではわかりにくいものもありますので,痛みが強いようであれば骨折に準じて対応させていただき,症状が続くようでしたら整形外科に受診してください」と説明する.

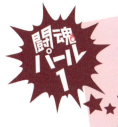

闘魂パール1　よくわからないときは素直に「現時点でははっきりしない」と説明を！便秘・風邪・肋間神経痛・末梢神経障害疑いなど無理に病名を言わない

患者さんに「絶対大丈夫？」と聞かれたとき

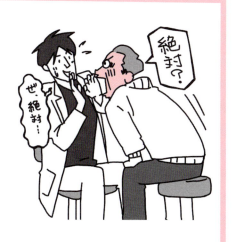

CASE 2
高血圧・糖尿病の既往のある68歳男性.昨日からの37℃後半の発熱で受診.咳,鼻汁など気道症状は軽度あり.研修医は風邪として風邪薬で帰宅させようとしたところ,明日大切な用事があるんだけどこれで絶対大丈夫なのか？と言われた.「風邪ですので心配いりません.大丈夫です」と帰宅させたところ,翌日再受診し肺炎と診断され入院となった.患者さんは「絶対大丈夫と念を押したのに」と怒りをぶつけてきた.

このケースに限らないが,患者さんからよくある質問に「絶対(本当に)大丈夫ですか？」「明日何か起こったりしませんか？」といった聞かれ方がある.ケースのように予定があるとからという場合もあるが,このような質問がでる一番の理由は「これから悪くな

らないか不安で心配」だからだ．ただ，ここで言ってはいけないと日々思うのが「絶対大丈夫です」という言い方である．特に，上記のように診断があいまいな状況ではやめたほうがよいだけではなく，診断が確定していても使わない方がよい言い方と感じる．というのも本当に風邪だとしても，その後，心筋炎になって死亡する可能性だってあるのだ．

ではどう返答したらよいか？だが，自分はこのように聞かれたら，「そうですよね，大丈夫か心配になられますよね．ただ，正直医師も神様ではないので未来が絶対大丈夫とは言いにくいですね．絶対という言い方は医療では言いにくい言葉です」と素直に言うと，多くは「そうですよね（笑）」となることが多い．というのも先に述べたように，患者さんも不安のあらわれでつい言ってしまったということが多いからだ．ただし，このような説明をしても「絶対に大丈夫と言えるくらい検査しろ」とか「絶対と言えないのであれば入院にしろ」など言ってくる場合には，決してケンカはせずに素直に受け入れるか，院内のクレーム対応に連絡するのがよい．

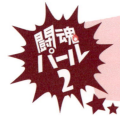

闘魂パール2　医療に100％はない．"絶対"のやりとりはトラブルのもと

よくある症状のみで受診した場合のフォロー

CASE 3

患者さんがあふれかえっている1月の救急外来．特に既往歴のない12歳男児が受診した．腹痛，嘔気・嘔吐，受診前くらいから軽度軟便あり．診察上心窩部に軽度圧痛あり．学校で胃腸炎が流行っている．「胃腸炎です．胃腸炎に効く薬はありません．点滴も不要で経口補水液を飲むように」と言って整腸薬と解熱鎮痛薬で帰宅とした．2日後腹痛増強し緊急手術となったが，虫垂炎穿孔であり術後も腹膜炎のため1カ月以上の入院となった．母親から「何時間も待たされ，検査も点滴もしてくれず，胃腸炎と言われた．救急の対応に問題があったのでは？」とクレームがあった．

正診率100％が理想だが，それは不可能である．特に医療アクセスが世界最高の日本においては，より早期の受診となりやすく（悪く言えばコンビニ受診），症状や所見がそろっていない場合が多いため，診断学的には最難関のことが多い．例えば，「2時間前からの発熱」で受診されると正直医師としてはつらいであろう．局所症状が出ていないことは多々あり，熱源がわからないことも多い．このケースは胃腸炎にまぎれた虫垂炎だったのだが，では，右下腹部痛となる前の心窩部痛のときに虫垂炎の患者さんを診断しなくてはいけないであろうか？ 研修医でたまに見かけるのがこの「心窩部痛で虫垂炎をみつけてやる！」という意気込みなのだが，ここは丁寧に考えたい．というのも「心窩部痛＋嘔気・嘔吐」は胃腸炎の初期でも同じであり，ここで診断となると，相当数の過剰なCT検査となる．ではどうするか？ となるが，==ここで大切なのが「フォローの説明」==となる．心窩部痛で虫垂炎を診断するのではなく，==今後の注意事項を説明し，受診のタイミングを指示すること==である．「現時点ではおなかの風邪であるウイルス性胃腸炎と考えますが，今後，右下腹部に痛みが出る，特に歩いて響くとか，血便が出る，あと水分も摂れないなどあったら受診してください」と説明するとよい．このケースも受診のタイミングを指示していたら，穿孔前に受診できたかもしれない．

　このほかに救急外来でよく出合う症候ごとに帰宅時のフォローの説明に使える再受診のタイミングをご紹介したい．過剰な情報では患者さんも覚えられないといわれる．よって，注意事項もたくさん言えばよいわけではない．

● 風邪として帰宅させる場合

a．咳がメインの場合

例：「現時点は風邪と考えますが，今後再び38℃の発熱が出るとか（2峰性），呼吸が苦しい，胸が痛い，などあったら遠慮せずに受診してください」

> **再受診をすすめるタイミング**
> ・38℃以上の発熱が数日続く，食事がとれない
> ・3週間以上咳が続くとき（慢性咳嗽）
> ・咳をすると胸が痛む，呼吸が苦しい，血痰が出るなど
> ・2峰性の病歴
> ・寝汗びっしょり
> ・悪寒戦慄

b．咽頭痛がメインの場合

再受診をすすめるタイミング
・喉に白いものがついている場合（自分で鏡で見えることが多い） ・ご飯が食べられないほど喉が痛い ・口が開けにくい（開口障害がある） ・呼吸苦がある（気道閉塞の可能性）

c．腹痛がメインの場合

再受診をすすめるタイミング
・血便がでる，便が黒くなる ・歩いたり咳をしたときにおなかに響く ・お腹のどこかがピンポイントで痛い（特に右下腹部） ・食事が摂れない

● **頭部外傷時に帰宅させる場合**

再受診をすすめるタイミング
・頭痛がだんだん強くなる ・吐き気や嘔吐が何回も起こる ・ぼんやりしている，ほおっておくとすぐに眠ってしまう，起こしてもなかなか起きない ・目が見えにくくなったり，物が二重に見える ・手足が動かしにくい，しびれがある ・けいれん（ひきつけ）が起こる ・いつもと違った行動をとる

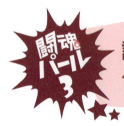

診断がついてもつかなくても再受診の
タイミングをシンプルかつ明確に！

処置に少し自信がないとき

CASE 4

外で転倒して口唇を切った30代男性．縫合が必要な創であったため，研修医は縫合処置をすることを説明した．研修医が「明日，口腔外科の先生が縫い直すかもしれませんけど…」と言ったところ患者さんに「縫い直すかもしれないようなやり方でいま縫うのか？」と言われた．また，帰宅の際に研修医が「明日近くの口腔外科もしくは形成外科などを受診してください」と言ったところ「どこか紹介してくれ」と言われたため，「ググってみてください」と答えると「ググれなんて馬鹿にしているのか！」と怒鳴られた…

このケースは，若々しい研修医が"つい言ってしまう"説明とそのトラブルであろう．縫合などの創処置では，当然各専門科の先生の方が上手である．よって，翌日手直しをされることはあるであろう．しかし，あまりの弱気な発言は患者さんに不安を与える．確かに縫い直す必要が出てくるかもしれないが，そうであっても専門科の先生が「救急の縫い方はへたくそですね」とは言わないであろう（仮に言ったとしたらその先生の方が大問題である）．研修医は自信のなさからつい弱気なことを言いたくなる気持ちもわかるが，患者さんの不安をあおることにもなるので注意したい．創の処置で自分がよく説明時に使うのは，「傷をきれいに直す専門家となると形成外科の先生になりますので，今後傷の見た目が気になるようでしたら，形成外科を受診してください」というフレーズで，自分があえて下手だというような言い方はしないであろう．

また，再受診するべき病院を紹介してほしいと言われることもあるが，どこか特定の病院をおすすめする，という言い方をしてしまうと明確な理由のない病院の差別・区別になり基本的にはできない．よって自分で調べてもらうか，もしくはどのような病院が近くにあるか？を一緒にインターネットを使ってみてあげるのがよいであろう．そこでつい「ググって」と普段の言葉が出てくるのであるが，病気でつらい患者さんに軽い感じが伝わってしまう．「ググれカス」という言い方もあり，言い方によっては人を馬鹿にしているようにとらえられるので注意したい．

傷に関してあった他の事例として，顔の傷で受診した8歳の女児に対して研修医が「小さな女の子の顔の傷で，縫うか縫わないか微妙ですので縫わないで…」と言ったところ母親から「縫ってくれないのですか！」と言われていた．女児の顔の傷で跡が残らないようにと悩んでいる研修医は素晴らしい．ただ，迷っている感じが自信のなさの方が前面に出

る形で伝わったのであろう．自分であれば，「女の子の顔の傷ですので，よりきれいに治るようにしたいですね．縫ってもいいのですが，丁寧にやってもフランケンシュタインのようになってしまうこともあります．この程度であれば，テープで寄せた方が傷が残らないことも多いです．ただ，"テープでは無理で，明日以降やっぱり縫いましょう"となるかもしれません」と説明することが多い．

　このケースに限らず，研修医がつい言ってしまいがちな弱気発言に，「わたくし素人から見て…」という発言がある．研修医は素人なのであろうか？そこまで謙遜する必要はないであろうし，むしろ自信のなさが前面に出すぎている．患者さんからの質問に答えられないときに，「研修医ですので…」というのもあり，この言い方は意外に納得していただけるようだが，これもちょっとおかしい．答えられないのであれば上級医に聞くべきではないであろうか．「わからないなら聞いてこい！」という患者さんもいるので注意したい．

患者さんに薬の処方や検査を要求されたとき

CASE 5

高血圧の既往のある76歳女性が，寝る前に血圧を測ったところ，180/90 mmHgあり．血圧が高いときにニフェジピン（アダラート®L）内服が処方されていたが手持ちがなくなっていたため救急外来を受診した．研修医が診察したが特に所見はなく，血圧を急いで下げる必要はないことを説明したが，本人は涙を流しながら「降圧薬がほしい．このままでは不安で寝られない」と言う．研修医の「薬は出しません．無理に下げることは良くないんです」と言う声と患者さんの懇願する泣き声が救急に響き渡った…

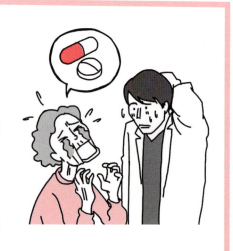

　このようなケースはあるあるであろう．特にしっかり勉強している研修医に多い印象である．きちんと勉強すると，教科書と現実のギャップに驚きとともにいらだちを覚えるフェーズがある．このケースのように，高血圧緊急症でもないのに，降圧薬を出し続ける主治医だけではなく，風邪に抗菌薬，胃腸炎に点滴（なぜか3号液），痛み止めに胃薬セット処方

といった治療介入を患者さんが希望してくることがある．さらには腹痛に腹部X線，頭部外傷に全例CT，めまいにMRIなども患者さんが希望してくることも多く，そのような場合に，本当に必要か？ 糞みそ医療では？ 適正使用を！ と正義の味方のような使命感で立ち向かいたくなるであろう．そのような姿勢が間違いとは言わない．しかし，この正しいと思われる医療を押し切る形で向かっていって患者・家族とケンカはしてはいけない．何より，これまで染みついてしまった医療を救急外来受診のその1点で変えることは行動科学的にもきわめてアドバンスのスキルである．患者・家族の希望通りにやれということでは決してない．「丁寧な説明を試みるが，その瞬間にすべてを変えてやろうとは思わないこと」この考えをもつだけでも患者・家族への説明は大きく幅をもったものにできるであろう．

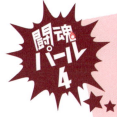

闘魂パール 4　救急外来も重要な患者・家族の教育の場．しかし，患者・家族の行動変容を救急で過度に期待しない！

おわりに

　救急外来に立ち，患者・家族への説明に一番悩むのは救急外来に立ち始めたばかりの初期研修医1年目であろう．闘魂外来に挑む医学生も同様だ．研修医なので信用されていない，自信がないという思いから，断定的に言いすぎると「絶対大丈夫だと言っただろう」と言われ，「骨折の可能性は否定できません」とぼかしすぎると，「結局どうなんだ」と言われる．しかし，こうした「どうしたらよいのか？」と思うフェーズを必ず経験する必要がある．どっちか？ ではない．どちらも重要なのだ．シチュエーションごとのその匙加減は複雑系である．疾患だけではなく，患者さんの雰囲気によっても変わるであろう．これらはマニュアルからは学べない．実践あるのみである．また，救急外来は原則"一見さん"といったが，気になる場合は電話で状態を確認するとよい．病状を確認できるだけではなく，self-limiting（自然軽快する）な疾患と診断したとしても本当にself-limitingであったかを確認できることは臨床経験としてとても大きい．実際，電話やe-mailでの患者さんへのコンタクトは満足度を高めるとされる[3]．

患者・家族への説明に関して，最後に研修医・医学生にひとこと．「救急外来では診察や検査に時間がかかることがある」ことを簡単にでよいので患者・家族に伝えるようにしよう．救急外来は緊急な処置が必要な患者さんがいつ来るかわからないし，何より，頭を悩ませているうちに驚くほど時間は過ぎているものである．

引用文献
1）Tokuda Y, et al：Cognitive error as the most frequent contributory factor in cases of medical injury：a study on verdict's judgment among closed claims in japan. J Hosp Med, 6：109-114, 2011
2）日本神経学会治療ガイドライン：ギラン・バレー症候群，フィッシャー症候群診療ガイドライン 2013 ［https://www.neurology-jp.org/guidelinem/gbs/sinkei_gbs_2013_02.pdf］
3）Patel PB & Vinson DR：Physician e-mail and telephone contact after emergency department visit improves patient satisfaction：a crossover trial. Ann Emerg Med, 61：631-637, 2013

参考文献～もっと学びたい人のために
1）「研修医当直御法度 第6版～ピットフォールとエッセンシャルズ」（寺沢秀一，他／著），三輪書店，2016
　　➡ コミュニケーションに関するポイントも参考になります．

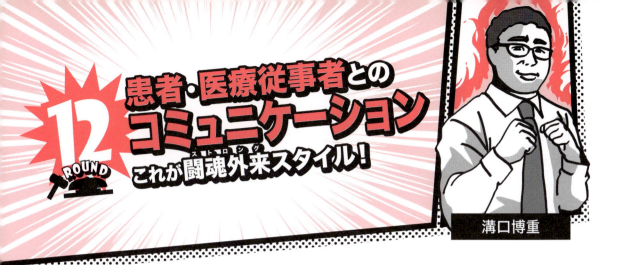

ROUND 12 患者・医療従事者とのコミュニケーション これが闘魂外来スタイル！ストロング

溝口博重

　本稿では，闘魂外来の事務局長の立場から，医療従事者とのコミュニケーションを主題とした話をさせていただく．

　医師のコミュニケーション能力の重要性については，論を俟たない．これは日本に限らず，世界各国の医師に必要なスキルとして挙げられており，とりわけ"かかりつけ医制度"が確立している英国や，それを参考にしている仏国，独国でも重要視されている．

　かかりつけ医は日頃より住民との対話を通じて健康促進の手助けをし，また傷病に際してはよき専門家として患者さんに寄り添い，患者さん本人に理解してもらうことが重要になる．日本でもこうした風潮があり，外来の5分ルール（外来患者さん1名につき，5分診療しないと診療報酬が下がるというルール，すでに撤廃）などで，医師と患者さんとの意志疎通を強化しようとしたがうまくいかなかった．つまるところ，コミュニケーションの本質である「相手を観る」ことを，時間をかければできるという仮説が間違っていたからうまくいかなかったわけだが，闘魂外来の本質とは，まさに「コミュニケーション」であると考えている．

　本稿では闘魂外来に参戦する医学生側で見てきた立場から，これらに関して解説する．

> ① 医師と患者さんとのコミュニケーション
> ② 医師どうしのコミュニケーション
> ③ 医師以外の医療スタッフとのコミュニケーション

① 医師と患者さんとのコミュニケーション

　闘魂外来に参加する医学生の皆さんは非常に優秀な方が多く，また早い段階から実践の場に身を置こうとするようなやる気もある．そんな彼らが一番苦戦するのが，実際に患者

さんを目の前にしての問診である．

おそらく聞くべきことはすでに頭の中にあり，何を話すべきかわかっているのだが，模擬患者さんとは違い予想もしない話が出てくる．例えばご高齢の患者さんに「昨日はご飯を食べましたか？」と聞けば「ご飯は食べてない」と答えるが，ご家族の方から「うどんを食べました」と補足があるということもある．

なるほど，患者さんは嘘をついておらず正直に答えているが，こちらが意図している質問と回答がかみ合っていない．ではどう聞けばよいか，と考えはじめるとなかなか答えがでてこない．ベテランの医師であれば，よくある話だということで終わらせてしまうのだろうが，闘魂外来の場合それでは終わらない．

行き詰まるようであれば指導医からの助け舟はあるが，引き続き問診が続く．この時間に制約されない患者さんとの対話が，闘魂外来における最大の特徴であり，一番学習効果がある部分ではないかと思っている．

❶ 時間をかけて患者さんと話をするメリット

闘魂外来開始直後は，大半の医学生はマニュアルに沿って質問をすることに腐心するが，徐々に「患者さんのことを知らないと何もわからない」ということがわかりはじめると，さまざまな質問が出てくる．闘魂外来の外来患者さん1人あたりの対応時間は60～80分である．通常の外来診療が5分程度と考えると，実に10倍以上の時間をかけて，患者さんと医学生たちは対話をする．

闘魂外来の主催病院のスタッフからは「そんなに長時間，患者さんを拘束して怒られないか」と心配する声もあがるが，実際はその逆で患者さんからは，「いっぱい先生がいて驚いたが，話を熱心に聞いてもらえて，とても嬉しかった」（医学生3名，研修医1名，指導医1名＋看護師1名のチームで対応するので）と異口同音に感想をいただき，満足度がとても高い結果となっている．

その理由について聞いてみたところ，普段は医師が忙しそうで言いたくても言えないことや，患者さん自身についていろいろと聞いてくれて，さまざまなことを話せたことが，満足度に繋がっているようだった（このあたり，コミュニケーション量と満足度についての研究をしても面白いかもしれない）．

❷ 時間をかけて診療することは貴重な経験

このように外来診療で患者さんとのコミュニケーションのために多くの時間を使うことは，病院経営的には出来高報酬であるため，ネガティブである．診療の質ではなく，量で報酬が決まる以上，できるだけ効率よく，短時間で多くの患者さんを診ることが求められ

る．しかしながら，医学生の臨床実習や初期研修医の時分においては，患者さんとのコミュニケーションの時間が，患者さんの満足度や医師への信頼につながるということを学ぶ機会が必要ではないかと思う．ご存知の通り，日本は世界に類を見ないほど，外来患者数が多い国である．他国では受診しないレベルの軽症であっても，外来に来て薬を求める．そのため，外来診療においては「数をこなすこと」が，現場の医師に求められており，コミュニケーションは重要だが，あまり時間がかけられないという状況だ．これは大学の臨床実習においても同じことが言えるのではないだろうか．実践するということと，実力を身につけることは似て非なる概念である．

闘魂外来における，対患者コミュニケーションの経験は，医師を続けていくなかでも経験し難く（外来患者さん1人に1時間かけて診療する経験と置き換えてもいいかもしれない），「百聞は一見に如かず」と言うように，闘魂外来に参加することで，その経験が必ず医師人生の中で活きてくると思う．

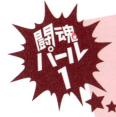

闘魂パール1　患者さん1人に全身全霊を向けて，じっくりと対話することは，医師人生の大事な経験になる！！

② 医師どうしのコミュニケーション

闘魂外来では，医師どうしのコミュニケーションも非常に重要である．

医学生の皆さんには直接関係はなく，実感も湧きにくいだろうが，同業者である他の医師の外来を見る機会は意外に少ない．闘魂外来の主役は医学生の皆さんだが，ゲスト講師で全国各地からやってきた闘魂医局の指導医の面々も診察に参加する．病院や診療所など所属もさまざまだが，ゲスト講師の問診・身体診察はもちろんのこと，医学生や研修医への指導話法など，講演などを別にすれば耳にする機会など滅多にない．

❶ 医師どうしのコミュニケーションの重要性

若手医師への教育に関心のある病院には，外部医師の診察に関して興味をもっている医師が多く所属している．闘魂外来流に言えば「他流試合」である．欧米諸国では診療方法

に独自性を認めていないケースが多いが，日本の場合，医師によって診療方法が異なることが少なくない．その是非はともかくとして，指導を受ける側としては，教える医師ごとに指導内容が異なることとなる．これが医学生や初期研修の時分に混乱する理由の1つである．そのため，指導する側も熱心に他の医師方と意見交換をしている病院は，教育にも力を入れているといえる．カンファレンスが充実していること，と言い換えた方がわかりやすいかもしれない．

「医師どうしのコミュニケーションは重要」と言うのは簡単だが，実際に勤務をはじめたら自分の診療科のことで手一杯になる．他診療科の医師にコンサルを依頼するケースもあると思うが，しっかりと話をしているケースはやはり少ないといえる．

ならばこそ，しっかり報告・連絡・相談をしてくれる医師に対しては，周囲の医師が信頼するし，協力関係が築ける．何気ないひとコマかもしれないが，闘魂外来のゲスト指導医達は，開催病院の医師はもちろん看護師や外来クラークなどのスタッフにも何かあれば，すぐに報告・連絡・相談をしている．患者さんが"病院の患者さん"である以上，継続して診察する必要があり，常勤スタッフとの意志疎通はきわめて重要なポイントとなる．そう意味では電子カルテの書き方なども大事なポイントとなる．

また闘魂外来では，院内のさまざまな診療科の医師が見学を兼ねて参加しているが，午後のカンファレンスにおいて，いろいろな意見が出てくることがある．闘魂外来のゲスト指導医の多くが総合診療科ということもあり，脳外科や整形外科などの所見については，的確な意見が病院の常勤医師から出てくる．その後，話を聞くと「診療科を跨いで，カンファレンスをすることは少ない」という病院もある．診療部長クラスの医師からは「他診療科の医師との合同カンファレンスでも，ここまで意見が活発に出ることは稀」との話も聞くが，医学生や初期研修医のための勉学の場である，ということもあり，先輩医師としてさまざまな話題を提供してくれる．これもまた，闘魂外来の成果の1つであり，病院内の知的資産の棚卸しにもなっている．

特に初期研修医の指導においては，多くの診療科の医師方が関係するので，自身の診療科の指導のみならず，横断的に情報交換ができる教育病院が理想的であると考えている．各診療科を初期研修医が回るスタイルだけではなく，闘魂外来のように1カ所に集まってカンファレンスをするスタイルは有効なのではないかと思う．

❷ 退院後のことも考える必要がある

私見ではあるが，病院組織においてさまざまな職種，さまざまな診療科の医療従事者がコミュニケーションを可能としているのは"患者さんを治療する"という目的を共有しているからであり，良くも悪くもそのアプローチ方法については，それぞれの専門家に任せ

るという文化風潮が病院組織にはある．それは大きな病院であればあるほど，その傾向は顕著である．しかしながら，急性期医療を担う研修病院では在宅復帰率や在院日数の圧縮など"退院させること"が重要な指標になっている．今後の病院運営において，医療従事者の共通目標は"治療"だけでは不足し，"退院後"まで視野に入れる必要がある．

当然だが，在宅医療の領域には，病院ほど豊かな人的資源も機材もない．患者さんの置かれる環境が変わるのは，国全体の制度がかかわるので仕方のない部分があるが，"退院後"の患者さんのフォローを考える場合，自分の担当領域だけの説明では足りず，治療・ケアにかかわっている他の医療従事者の意見も重要になる．医療従事者どうしのコミュニケーションは，相当に重要なポイントになってくる．

闘魂外来に参加する際，あるいは外来での研修中にも，病院スタッフどうしの会話にも注目してみてはどうだろうか？

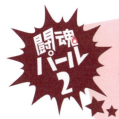

闘魂パール2　聞き上手の第一歩は，医師どうしの会話の観察から！コミュニケーションの見取り稽古を意識しよう！！

③ 医師以外の医療スタッフとのコミュニケーション

❶ 院長や事務長，病院経営に関わる人と話をしてみよう！

「働きやすい病院の特徴はどういうものか」と質問されたときには，下記の3パターンがあるとお答えしている．

> ① 理事長ないし院長が，医療をせず，経営に専念している病院
> ② 事務長が切れ者の病院
> ③ 技術スタッフが自律的に動いており，ルールがはっきりしている病院

闘魂外来においてはわかりにくい部分ではあるが，働きやすい病院は総じて黒字の病院が多い．貧すれば鈍するという言葉があるように，お金のない病院では，思うような研修が受けられないこともある．

そうならないために，病院もさまざまな工夫をしており，闘魂外来は病院の中を知るこ

とができる貴重な機会とも言える．もっとも，これは見るだけではわからないので，話をする必要がある．そういった意味では，闘魂外来の参加時には，かなりハードルは高いが，院長や事務長と話をするといったことを積極的に心がけることはプラスだと思う．闘魂外来終了後，ほぼ毎回懇親会を開催していただいており，その席には院長をはじめ，病院の幹部の方々も参加されている．どうしても気遅れをしてしまい，話しかけにくいが，これも闘魂外来の1つと考えて，話しかけてみよう．実は，院長や事務長も医学生の皆さんと話をしたいと思っているが，怖がらせてはいけないと控えていることが多々ある．医師のキャリアを積む中で，病院経営にかかわる諸先輩の話を聞くことは大きな糧となる．

❷ 他職種のスタッフとも話をしよう！

また看護師や検査技師の方々も闘魂外来に参加している．医学生の折には話をする機会が少ないかと思うが，実際に勤務するとなると，非常にコミュニケーションをとる機会が多い．

実務的な話をすると，多くの職場で「医師とのコミュニケーションをとるのが難しい」と言う医療スタッフがいる．さまざまな医療職種があるなかで，コミュニケーションが取り難い職種として"医師"とあげられる理由は非常に明確である．病院での診療行為の起点になるのが"医師"であり，チーム医療の重要性が浸透しつつあるとはいえ，まだまだ医師の指示がないと動けないことが多く，チーム医療の要として"医師"には高いコミュニケーション能力が求められている．全体を把握し，的確な指示を出すにはマネージャーとして高いスキルも必要だが，専門職としての医師にそこまでのスキルを習得する時間はなく，結果としてコミュニケーションが取りにくい，という評価になっているように思う．

一方で病院組織の特徴は，すべての医療従事者が"患者さんの治療"という目的に向かって動いている組織でもある．医療機関独特のロジックではあるが，意思の疎通が多少悪くとも，やるべきことがわかっているので，大きな齟齬はない，という考えも罷り通っている．そのため"医師"のコミュニケーション能力不足が，多くの病院で課題としてあげられるものの，致命的な齟齬をきたすケースは少なく「決定的に意思疎通ができない」ということが生じない限り，改善に乗り出すケースが少ないというのが現状である．

しかしながら，日常業務において，指示者との意志疎通に難があるのは健全とは言い難い．どうにかすべき課題といえるだろう．そのなかで，闘魂外来では1つの解決のヒントがある．それは，はじめて会うゲスト講師と，病院の医師方の間では一定のレベルでの対話が成立することである．

総合診療科ならではと言えるかもしれないが，==各専門診療科の医師との共通言語をもち，困ったらコンサルタントをお願いするという，日常臨床においては基本的なことだが，こ==

れがしっかりできている．

　また同様に，他職種のスタッフとのコミュニケーションも基本的には共通言語をもつかどうか，が大きなポイントとなる．どうしても"医師"は治療に重点を置いてコミュニケーションを図るが，職種や診療科で着眼点や考え方が異なる．

　闘魂外来のゲスト講師から病院スタッフへのやり取りは，指示ではなく常にお願いであり，普段はどういったルーチンで仕事をしているのか，どういった部分を重視して患者さんの入院等を気にしたらよいか，と相談し確認をしている．これは特別なことではなく，普段から医師が心がけるべき仕事の姿勢であるといえるだろう．事実，このように周囲のスタッフの話を聞く医師は，周囲から「よく話を聞いてくれるし，相談しやすいドクター」と評価されている．

　つまるところ，話をするのではなく，話を聞くことが，病院内のスタッフとの円滑なコミュニケーションに必要といえるだろう．

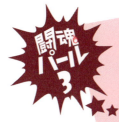

闘魂パール3
患者さんだけでなく，周囲のスタッフの話すべてを傾聴する姿勢が大事！
諸先輩方の話は学びの宝庫！傾聴すべし！！

おわりに

　コミュニケーションの難しさは，何となくでもできてしまうことです．高いレベルのコミュニケーションは，双方がともに相手を理解しようという意識がないと成立しません．一方で，低いレベルのコミュニケーションはいずれか一方が相手に興味関心をもたずにやり取りすれば，すぐに成立してしまいます．往々にして，他のスタッフは医師に対しては，自分に指示を出す立場であることから，無関心ではいられません．そのため必然的にコミュニケーション障害の原因は医師の周囲の仕事への無関心から発するケースが大半です．

　ぜひ，闘魂外来に参加する医学生の皆さんは，患者さんはもちろんのこと，周囲のスタッフ，そして指導医にあたる医師方のコミュニケーション能力という点にも注目してください．"実践"を謳う闘魂外来は，臨床のみならず，こうした実臨床の場で必要なスキルについても学ぶべきポイントがたくさんあります．

そして，開催病院のスタッフの方々も，普段の何気ないコミュニケーションの課題について具象化することで問題解決の一歩となります．ぜひ，闘魂外来という「場」をうまく活用いただければ，企画運営スタッフとして，望外の喜びとなります．

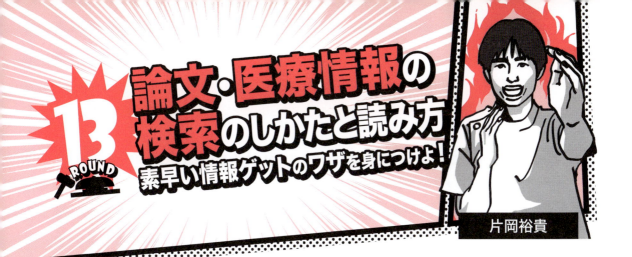

13 論文・医療情報の検索のしかたと読み方
素早い情報ゲットのワザを身につけよ！

片岡裕貴

闘魂外来にやってくる学生，そして初期研修医の皆さんは，患者さんとのかかわりの中で，「これ知らない」という疑問に出くわすことになる．でも心配ご無用である．

極限を知ることで，本当の自分を見ることができた　by アントニオ猪木[1]

闘魂外来という場で重要なのは，知ったかぶりをせず真摯に患者さんに接することで，"自分が何を知らないか"を知ることである．ただし，知らないことがわかって終わりでは進歩がない．限られた時間でどう対応するか，すぐに使える検索のテクニックを本稿では伝授する．

闘魂パール 1　知らないことは「知らない」と言える医師になろう！

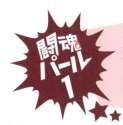

30歳女性．1カ月ほど前からの咳嗽を主訴に受診．時間による変動はある．特に咳が出始めたころに職場での配置転換があり，有機溶媒を使う工程を担当するようになった．職場に出ると咳が悪化する．バイタルサインは問題なし．胸部の聴診で両側にlate inspiratory crackles（吸気終末期クラックル）を聴取する．X線では，両側にすりガラス陰影あり．

そういえば，過敏性肺炎って病気があったような…どんな病気だったっけ？

疑問の分類

❶ background question と foreground question

臨床疑問を調べるにあたって，押さえておくべき基礎知識について解説する．まず，最初に以下の**図1**を参照のこと．

図1 臨床現場における疑問の種類[2]

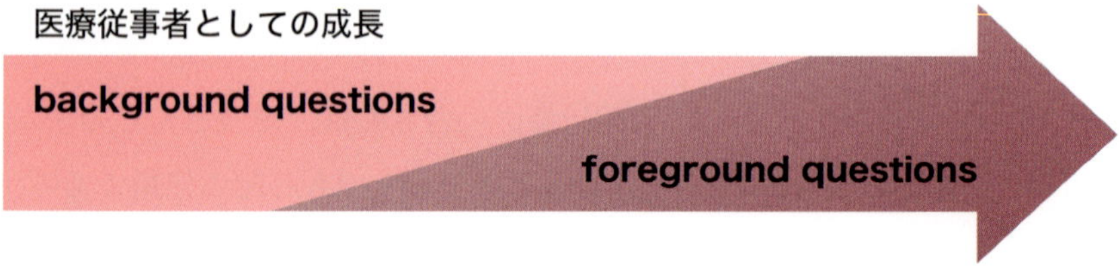

医療従事者としての成長
background questions
foreground questions

　臨床現場で出てくる疑問は，background question と foreground question の2つに分類できる．background question は，状態・検査・診断への"**一般知識**"を問うような疑問である[2]．1つの概念によって構成される．

　一方で，foreground question は，臨床判断や行動のための情報を提供してくれる"**特異的**"な疑問であり，2つ以上の概念の組み合わせで定式化される[2]．定式化といっても，難しいことではなく，項目ごとに分けて記載する，という意味である．皆さんに馴染みがあるのは，定式化されたカルテであろう（**表1**）．

表1 定式化/非定式化カルテ

定式化カルテ	非定式化カルテ
● 症例：75歳 男性 ● 主訴：呼吸困難 ● 現病歴： 　入院1週間前より何となく胸のあたりに違和感を自覚し，よくさすっていた．歩行時に息苦しいような感じもしていた．ここ最近元気がなく，食欲もなかった． ● 生活社会歴： ● 既往： ● 内服歴： 　⋮	・元気がない． ・食欲もない． ・1週間前から胸に違和感がある． ・息苦しい． ・タバコを吸っている．

臨床疑問の定式化といえば，有名なものに治療の疑問のPICOがある[3]．Patient（患者），Intervention（介入），Comparison（対照），Outcome（アウトカム）に分ける．例えば，「ペニシリンGって何？」という疑問はbackground questionになる．

一方で，P：肺炎球菌肺炎の患者さんに，I：ペニシリンGを使った治療をした場合と，C：ニューキノロンを使った治療をした場合とを比較して，O：生存期間，コスト，副作用の差は？ といった形に定式化したものがforeground questionである．

❷ 闘魂外来の臨床疑問は？

この2つの疑問は，医療従事者として成長するにつれ，もち方が変わっていくとされる．まだ臨床経験の浅い医学生・初期研修医が抱く疑問の多くがbackground questionであり，一方で，ある程度，診療に慣れてきた後期研修医で多くなってくるのが，foreground questionである．実際に，筆者の経験上，闘魂外来で出てくる疑問のほとんどがbackground questionである．図2を見ていただくと，なぜ経験を積むとforeground questionが増えるのか，イメージがつかめるだろうか．

図2 なぜforeground questionが増えるのか

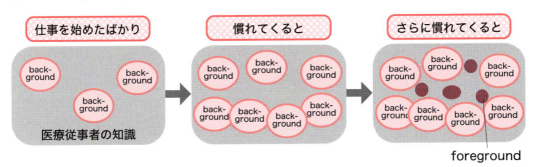

経験の浅いうちはbackgroundに関する知識が少なく疑問が生じるが，経験を積むことでbackground questionに対応した知識が増え，次にforegroundに関する疑問が生じる．

❸ EBMの5つのステップ

なぜここまで分類にこだわったかの理由を解説する．皆さんはEBM（Evidence Based Medicine）という言葉を聞いたことはあるだろうか？ Evidence Based Medicineは，1991年にGuyatt Gが提唱した言葉で，情報技術の発展を背景に「指導医に聞くのではなく，検索を用いて臨床疑問を解決しよう」という枠組みである[4]．

その後定式化され，EBMは下記の5つのステップで実践することになっている．

> step ①：疑問（問題）の定式化
> step ②：情報収集
> step ③：情報の批判的吟味
> step ④：情報の患者への適用
> step ⑤：step ①〜step ④ のフィードバック

つまり，皆さんがよく"論文検索"と"批判的吟味"としてイメージする，臨床疑問の解決方法は，foreground question に対して適用するべき方法なのである．

闘魂外来を通じて学生さんが経験した臨床疑問の実例を挙げると，

- 過敏性肺炎ってどんな疾患？
- 成人パルボウイルス感染症ってどんな疾患？
- 全身の丘疹をきたす疾患にはどんなものがある？
- カーネット徴候って何？

といった background question が多い．

筆者が一般化すると，

a. ある疾患，治療の一般的な知識
b. ある身体所見や検査の一般的な知識
c. ある症候を呈する疾患リストとアプローチ方法

の3パターンに分けられる．本稿ではこれらを調べる方法を紹介したい．

❹ background question の調べ方

それではどう調べるか，であるがほとんどは「その場で指導医に聞く」か「教科書を読む」で解決する．教科書については，闘魂医長の志水先生が書いた『診断戦略』[5] で，「ある症候を呈する疾患リスト」はほぼカバーできるし，闘魂裏番長のマツケン先生がオススメの『内科ポケットレファランス』[6] があれば，「ある症候へのアプローチ方法」もほぼカバーされる．

であるが，本稿は検索のやり方について解説する稿なので，それぞれの場合に分けて，検索方法を提案する．

a．ある疾患の一般的な知識

疾患名で Google 検索をすれば大抵の場合，対応可能である．

ただし，注意点として疾患名には英語を使おう．理由は現在の世界の学問の言葉は英語であるため，検索の対象となる情報量が全く違うためである．英語だと，時間がかかって大変という場合は，Google 翻訳の力を借りると，すぐに読める．やり方は"Chrome

Google翻訳"で検索のこと．

さて，より確からしい情報にアクセスするためには，

> ① "疾患名 pdf"で出てくる論文
> ② "疾患名 guideline"で出てくる海外のガイドライン，もしくは "日本語の疾患名 ガイドライン"で出てくるガイドライン
> ③ "疾患名 emedicine"で出てくるMedscapeの記事

を参照するといい．

それぞれ解説すると，①：わざわざpdfになっている情報は質が高い可能性がある．②：海外のガイドラインは，clinical practice guidelineとよばれるforeground questionを用いて推奨を行うものが主流になってきている[7]が，まだまだbackground questionへの解説に重きを置いたものも存在する．日本語のガイドラインのほとんどは，background questionへの解説がついているので，適宜参照したい．

③：Medscapeは，アメリカの医師向け情報サイトである．各記事は署名がついており，一時期話題になったような，怪しい医療系記事を載せているサイトではない．

薬については，薬の名前＋添付文書で検索すると早い．

b．ある身体所見，検査の一般的な知識

こちらも，英語でGoogle検索しよう．

> ① "所見名 youtube"
> ② "所見名 rational clinical exam"
> ③ "所見名 systematic review specificity"

①：YouTubeの動画を見れば，所見のとり方がよくわかる．②：JAMAのrational clinical examinationシリーズ（日本語名は『論理的診察の技術』）を読めば感度，特異度などの診断特性を知ることができる．もし，rational clinical examinationシリーズで特集されていない身体所見であれば，③：systematic review specificityといった単語を入れることで，まとめ論文を読むことができる．

c．ある症候を呈する疾患リスト，アプローチ方法

これに一番便利なのは，UpToDateや，DynaMedになるが，いずれも有料サービスである．代替案としては，

> "症候名 american family physician"

で検索して，アメリカ家庭医療学会雑誌の総説を読もう．一般外来で遭遇するような症候

については，一通り網羅されている．一部は有料である．

ちなみに，2017年11月現在であれば，ACP（米国内科学会）の会員になると，無料でDynaMed Plusを利用することができる．学生年会費無料，卒後5年目までは＄49/年である［利益相反：筆者はACPの会員であり，日本支部レジデントフェローコミッティーのアドバイザーを務めている］．

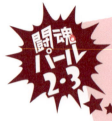

❷ 情報は"名前＋価値のある情報を拾えるキーワード"で検索！
❸ 確からしい情報源の記事を読もう！

探し方，読み方の実例

それでは，p160で挙げた4つの疑問を実際に調べてみよう（いずれも2017年11月14日にGoogle検索で確認）．

❶ 過敏性肺炎ってどんな疾患？

まずは，疾患の一般的な知識なので，疾患名とpdfで調べる．

"Hypersensitivity pneumonia pdf"で検索すると，1番最初に

> Hypersensitivity pneumonitis : Insights in diagnosis and pathobiology.[8]

が出てきた．AJRCCMは，ATS（米国胸部疾患学会）の機関紙であり，情報の質は保たれている可能性が高い．なので，とりあえず読んでみよう，で解決する．

この間1分．

❷ 成人パルボウイルス感染症ってどんな疾患？

まずは，つづりに自信がないので英語で"adult palvovirus"と調べてみる．すると，"parvovirus"が正しいつづりであることがわかった．

気を取り直して，検索結果を眺めると1番目はMayo Clinicの患者向けの情報，2番目

にさっきの，"Medscape"の記事が出てきた．

> Parvovirus B19 Infection Clinical Presentation[9]

　ページの中で，Ctrl＋Fで，adultという単語を検索（Macだと，command＋F）してみると，

More recently, parvovirus B19 has been recognized as a cause of atypical rash illness in adults.

という一文が出てきて，

Atypical rashes in adult human Parvovirus B19 infection；atypical is typical[10]

の論文へ飛べる．アカウントを持っていない人は，このタイトルでGoogle検索してみよう．
　すると，成人パルボウイルス感染症の皮疹の写真を見ることができる．

❸ 全身の丘疹をきたす疾患にはどんなものがある？

　まずは丘疹を英語にする必要がある．"丘疹 alc"で検索すると，papuleが出てくる．アルクが提供する英辞郎は，医学用語には《医》という注釈がつくので便利である．
　つづいて，"papule american family physician"を調べてみる．
　上の方に

> Common Skin Rashes in Children–American Family Physician[11]

が出てくるが，これは小児なので，成人の記事ではない．11番目に

> The Generalized Rash：Part I. Differential Diagnosis–American Family…[12]

と出てきた．
　中を読んでみると，全身性の皮疹のひと通りの鑑別が出てくる．このなかで，papuleで記事内を検索すると，該当しそうな疾患名が出てくる．
　ここまでで2分．

❹ カーネット徴候って何？

　これは，日本語で調べても医学記事しか出てこないだろう，という見込みでカーネット徴候を調べると，

> Carnett's sign / Carnett sign / カーネット徴候（101104）[13]

というpdfファイルが見つかった．
　引用文献を眺めてみると，

> The abdominal wall: an overlooked source of pain[14]

が，先述のAFPの記事であり，信頼がおけそうである．記事の中でCarnettを検索すると，診断精度も載っている．
　ついでに，診察のやり方を"Carnett's sign youtube"で検索すると

> The Approach to Abdominal Wall Pain[15]

というStanford大学の動画が出てきた．
　ここまですべてで3分．

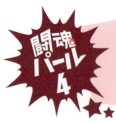 英語に負けずに検索しよう！

質の吟味？

　background questionに対して調べた結果に一次研究に対して行うような細かい質の吟味はあまり役立たないことはすでに述べた．ふまえておくべきは，blog記事やWikipediaの内容は直接の参考にはせず，元文献までたどることである．Carnett's signのところでも示したように，査読を受けていないと思われるまとめ記事は，必ず引用元までたどる癖をつけよう．根拠として，実際にWikipediaの医学記事が間違っていることを記述した研究を引用する[16]．

ちなみに，最初に引用したアントニオ猪木の言葉は，まとめブログからではなく，『猪木語録』[1]を購入して，参照した．

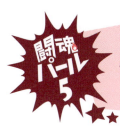
情報に金を惜しむな！

おわりに

繰り返しになるが，英語と，医師向けの情報が出てきやすい単語を組み合わせて検索すると，あっという間に答えにたどり着けるのがbackground questionの特徴である．ぶ厚い活字の教科書を探して，その索引を使って記事を探すよりは圧倒的に早い．インターネット検索を使うことが悪い，教科書を精読した方がいい，というのは，検索の使い方をこれまで学んでこなかった，検索を使いこなせない立場からの言説である．検索を用いて適切な情報ソースから情報を引き出したほうが，より最新の情報に早くたどり着けるという意味で理にかなっている．そこで節約できた時間を患者ケアに使うことができたら忙しい医療現場のニーズを解決することにつながらないだろうか．

相手の力を9引き出して10の力で勝つ　by アントニオ猪木[1]

うまく先人の肩に乗って，先へ進むのである．

● foreground questionはどう解決するのか？

本稿では詳しく触れなかったが，foreground questionを網羅的に検索し，評価した二次文献を系統的レビュー（systematic review）とよぶ．

こちらに関する実践方法の解説は，筆者らが行っている教育研究のサイトである「系統的レビュープロトコル作成ワークショップ：誰でもできる臨床研究［https://www.facebook.com/SRworkshop］」で紹介しているので，適宜参照のこと．爆発的に論文が増えている現状（残念ながら日本からは減っている[17]）にあって，日々の診療で臨床判断を行うためのforeground questionに一次文献を細かく当たるのは現実的ではないので，既存

の系統的レビューをうまく使いたい．この系統的レビューを元に推奨を行うのが，診療ガイドライン（clinical practice guideline）である．Background questionの集合であるような「ガイドライン」とは違うものである．本邦でも診療ガイドラインを作成することの機運が高まってきており，系統的レビューを実施できる人材が求められている．

系統的レビューが存在せず，一次文献に当たる必要が出てきたときには，従来のEBMの枠組みに該当するので，「The SPELL [http://spell.umin.jp/]」（南郷栄秀先生によるEBM情報サイト）のやり方を参考に各自で実践してみてほしい．

もし，十分な一次研究がないforeground questionをあなたが見つけたとき，どうすればいいだろうか？

答えは，闘魂会長の徳田先生のように，自分で臨床研究をやってその答えを明らかにすること，である（図3）．

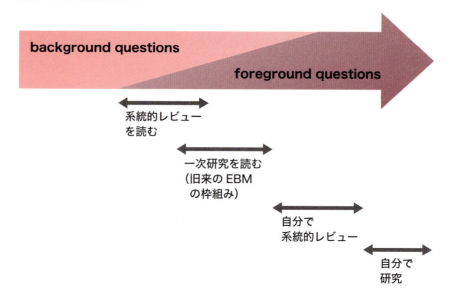

図3 さらなる探求のために

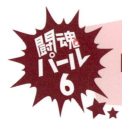
闘魂パール6 臨床疑問は臨床研究につながっている！

引用文献

1）「猪木語録～元気ですか 一日一叫び」（アントニオ猪木/著），扶桑社，2007
2）「Evidence-Based Medicine：How to Practice and Teach It」（Sharon E, et al），Churchill Livingstone，2011
3）Users' Guides to the Medical Literature：A Manual for Evidence-Based Clinical Practice（Guyatt GH, et al），McGraw-Hill Education, 2015
4）Guyatt GH：Evidence-based medicine. ACP J Club, 114：A16, 1991
5）「診断戦略～診断力向上のためのアートとサイエンス」（志水太郎/著），医学書院，2014
6）「内科ポケットレファランス 第2版」（Sabatine MS/編，福井次矢/監訳），メディカルサイエンスインターナショナル，2016
7）「Clinical practice guidelines we can trust」（Institute of Medicine），National Academies Press，2011
8）Selman M, et al：Hypersensitivity pneumonitis：Insights in diagnosis and pathobiology. Am J Respir Crit Care Med, 186：314-324, 2012
9）Parvovirus B19 Infection Clinical Presentation：History, Physical［http://emedicine.medscape.com/article/961063-clinical（Accessed November 14, 2017）］
10）Hirai Y, et al：Atypical rashes in adult human Parvovirus B19 infection；atypical is typical. IDCases, 5：32-33, 2016
11）Allmon A, et al：Common Skin Rashes in Children. Am Fam Physician, 92：211-216, 2015
12）Ely JW, et al：The generalized rash：Part I. Differential diagnosis. Am Fam Physician, 81：726-734, 2010
13）Carnett's sign / Carnett sign / カーネット徴候（101104）［http://rockymuku.sakura.ne.jp/ROCKYNOTE.html（Accessed November 14, 2017）］
14）Suleiman S, et al：The abdominal wall：an overlooked source of pain. Am Fam Physician, 64：431-438, 2001
15）The Approach to Abdominal Wall Pain（YouTube）［https://www.youtube.com/watch?v=p0lZSa_lFu0（Accessed November 14, 2017）］
16）Bould MD, et al：References that anyone can edit：review of Wikipedia citations in peer reviewed health science literature. BMJ, 348：g1585, 2014
17）Phillips N：Striving for a research renaissance. Nature, 543：S7, 2017

参考文献～もっと学びたい人のために

1）「名郷直樹のその場の1分，その日の5分」（名郷直樹/著），日本医事新報社，2015
　➡ 素早く日々の臨床疑問を解決するために．

本稿を書くに当って参考にした書籍

1）「学びなおし EBM～GRADEアプローチ時代の臨床論文の読みかた」（豊島義博，他/編），クインテッセンス出版，2015
　➡ foreground question に関する解説本．

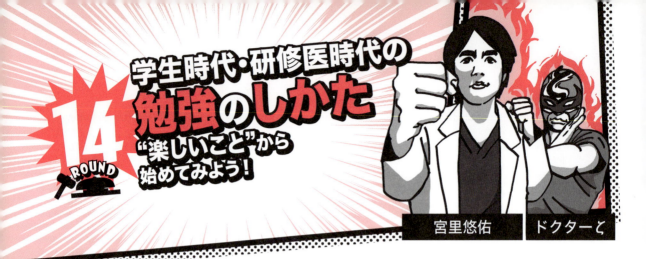

"勉強"といっても何から学べばいいの？

私たちは何のために勉強するのでしょう…？

自分の知的好奇心を満たすため？
患者さんを少しでも良くするため？
行きたい研修病院に行くため？
国家試験に合格するため？
「しなきゃいけない」から？

人によって答えは違うと思う．
　自分の医学生時代を振り返って，正直「患者さんを少しでも良くするために勉強しよう」という気持ちはほとんどなかった．「来週，○○の試験があるから，勉強しよう」や「周りのみんなが国家試験の問題集をやっているから自分も勉強しよう」という感じで勉強することがほとんどだった．

しかし，唯一の例外が私の母校の細菌学の授業だった．担当の先生が非常に魅力的で楽しい講義をされていて，私は毎回欠かさず細菌学の授業に出て，必死でノートを取っていた．自分にとって細菌学の勉強をしているときは非常に楽しい時間だった．そのせいもあるのか，私は今でも感染症内科に興味をもち，感染症に強い内科医を目指している．

　私は尊敬する内科医のS先生とお話しをしていて，「自分が楽しいことだけをずーっとやっていれば，いい医者になれるよ」と教えていただいたことがある．その言葉を聞いたときには，「医者になって本当に楽しいことばっかりできるのかなぁ…？」と思っていた．

　実際，○○診療計画書や○○検査の同意書など作りたくもない（ごめんなさい）書類の作成や出たくもない（ごめんなさい）○○会議に出席をしないといけないし，医者になれば，楽しいことだけをずーっとして生きていくのは難しいと思う．

　とはいえ，医者になっても自分が興味のあることを勉強することは楽しいことだ．S先生は「学ぶことのできる時間は限られているんだから，せっかく学ぶなら自分がやっていて楽しいことをどんどん優先的に学ぶようにすれば，効率的に勉強できるよ」ということを教えてくれたのだと私は解釈している．

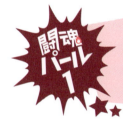 「やっていて楽しいこと」を勉強しよう

臨床に出てからの"勉強"

　一方，医学生から研修医になって混沌とした臨床現場に立てば，ほとんどの医師が自分の知識のなさ，無力さを嘆き，「患者さんを少しでも良くしたいから勉強しよう」という気になるだろう．

　「知識」には多段階あると誰かに習った記憶がある．

> Level ①：「○○」について知っているか？ と聞かれて，「はい」と答えられるレベル
> Level ②：「○○とは何か？」と質問されて，人に説明できるレベル
> Level ③：特に質問されなくても，「こんな時にこんなことになったら，○○しよう」
> 　　　　と自分でシミュレーションできるレベル
> Level ④：臨床現場で適切なタイミングで適切に知識を使用できるレベル

　厳しい言い方をすれば，同じような知識でも臨床現場で使える知識でなければ，結局は患者さんの役には立たない．④のレベルにまで知識を深めないと，実際の臨床現場では太刀打ちできないのである．

　特に救急外来のように切羽詰まった場面では，時間の制限もあるなかで次々と降りかかる問題に対して解決策を考えていかなければならない．まさに"修行"である．これらの修行に幾度となく直面する医師とは本当に大変な職業である（○○診療計画書とかも遅滞なく書く必要があるし…）．しかし，実際に"修行"を行えば行うほど，たくさんのことを学び，経験が増え，自信をもって対処できる問題も増えてくる．もちろん，後から自分で教科書や文献を使ってどのように対応すればよかったのか考え直すこと，優れた指導医が適切なフィードバックを与えることなどで学びがより良質なものになることは言うまでもない．

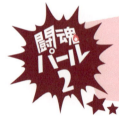

闘魂パール2　「実際の臨床現場の生きた問題」に立ち向かおう

"闘魂外来"は臨床現場の生きた問題に出会える場

　では，医学生でも実際の臨床現場の生きた問題に立ち向かうためにはどうすればよいか？
　答えは簡単である，闘魂外来に参加すればよい．闘魂外来はこの稿以前にも説明があったように，医学生が実際の臨床現場に積極的に参加し，病歴聴取や診察を行い，それらの情報をもとに自らアセスメント，プランを考える"修行"ができる場である．医師の時間外勤務が良くも悪くも認められにくくなりつつある昨今，医師になってからの症例の曝露には限界がある．欧米のように，医学生の早い時期から患者さんに積極的に会い，「診療経

験」を早く共有することで，間違いなく勉強のしかた習得のスタートダッシュとなると考えられる．

闘魂外来以外にも，医学生が実際の臨床現場を経験できる場はある．例えば当院（諏訪中央病院）は医学生の見学を随時募集しているが，医学生をただ広く受け入れているだけではない．医学生を総合診療科のメンバーの一員として，積極的に臨床にかかわらせる．患者の問診，診察はもちろん，患者の問題を解決するにはどうすればよいかを考えてもらい，その思考過程をカンファレンスで発表してもらう．闘魂外来で学んだ姿勢を活かすことができる絶好の機会なのである．

"GIM魂"をもとう！

闘魂パールとしてあげた，①「やっていて楽しいこと」を勉強しよう，②「実際の臨床現場の生きた問題」に立ち向かおう．

これら2つが私が勉強するときに大切にしているポイントである．

ではこれら①，②のポイントを組み合わせて，実際の臨床現場での問題を解決すること自体を楽しめばよいのではないか，という意見が出ると思う．

実際の臨床現場で生じる問題は多種多様であり，それらの問題のなかには自分の不得意な分野だったり，スペシャリストの力を借りなければ解決できない問題，ほかの医師やほかの職種と協力しないと解決できない問題，どうしても解決できない問題なども含まれるため，楽しむ余裕なんて生まれないこともたくさんある．

これらの臨床現場で生じる問題をすべて逃げずに解決しようとするのが"General Internal Medicine：GIM"ではないかと思う．私の恩師はいわゆる「総合診療医」ではないが，「"GIM魂"をもって診療にあたりなさい」と私によく指導していただいていたことを思い出す．

総合診療医はもちろん，それ以外の科の医師でもこのような"GIM魂"をもって診療にあたっている臨床医を今までたくさん見てきたが，どの先生も臨床能力が高く，教え上手で尊敬できる方ばかりである．

さいごに

　勉強のしかたの話をしていたはずなのに，少し話が脇道にそれてしまった．

　"To teach is to learn twice."というJoseph Joubertの名言があるように，「自分が学んだことを他人に教える」ことも非常に効率のよい学習法なのだそうだ．優れた臨床医に教え上手が多いこととも関係があるのだろうが，自分が学んだことを積極的に同期や後輩に教えることで学んだ知識がより深く身につくと思う．

　また，勉強のしかたについてはさまざまな方法がある．他にも知りたい方は文献1に非常に優れた記載があるので，可能であれば，そちらも参考にするとよい．

参考文献～もっと学びたい人のために
1）私の勉強法と若手医師の育て方「特集：救急疾患，重症はこうして見極める」：Medicina, 52（5）：736-755, 2015

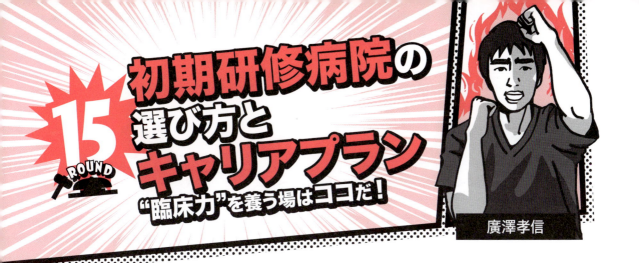

ROUND 15 初期研修病院の選び方とキャリアプラン
"臨床力"を養う場はココだ！

廣澤孝信

　医学生にとって，初期研修は医師としての最初の一歩となる非常に重要な段階である．どのような職業でも，入門の段階で正しい型を身に着けておくことが大切である．医師にとっては，医学生や初期研修医の段階で，診療，臨床推論，カルテの記載やプレゼンテーションについての一定の型を身に着けておくことがこれにあたる．具体的には，頭から足先までの系統的な問診・診察，検査の選択や結果の予想，プロブレムリストのあげ方，プランの立て方，臨床経過の予想といった内容である．筆者はイメージしやすいようにそれらを幕の内弁当に例えることが多い．系統的な問診・診察・臨床推論の技術は，さながら多くの中身の詰まった幕の内弁当のようである．それができて初めて，弁当箱に制限がある際に，その中身から適切なものだけを選び出してシャケ弁当や日の丸弁当を作ることができる（図1）．臨床現場では，時間や器具や検査の制限された外来や救急室といった環境で，系統的な問診・診療の中から焦点を当てるべき事柄を優先し，適切な臨床決定ができるようになる（図2）．それを修得するためには，適切な症例数の経験と指導医からの質の高いフィードバックが必要となる．

図1　幕の内弁当から一部を取り出す

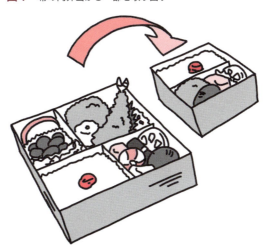

図2 系統的な診察から焦点を当てた診察を取り出す

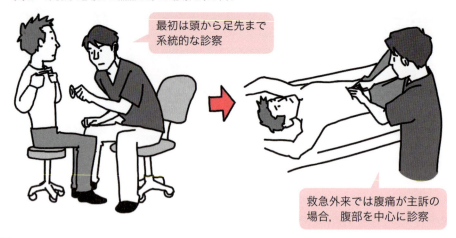

最初は頭から足先まで系統的な診察

救急外来では腹痛が主訴の場合，腹部を中心に診察

CASE

あなたは，A大学医学部の5年生である．無事Objective Structured Clinical Examination（OSCE）やComputed Based Test（CBT）を通過して，待ちに待ったBed Side Learning（以下BSL）にも慣れてきた．ローテーションする科によっては，ハードな実習のこともあるが，これまでの座学とは違う緊張感と充実感があり，勉強のモチベーションが上がってきている感じがする．志望する科も漠然と思い描くようになってきた．同学年の友達が，B大学病院やC総合病院を見学に行ったという話を聞き，焦りを感じている．BSLでお世話になった指導医の先生たちからは，そのままA大学病院で研修をするよう勧められている．将来や医師国家試験への漠然とした不安はあり，そろそろ初期研修先を考えようとは思っているものの，日々の病棟実習や部活で忙しく，具体的には何も決められずにいた．

理想の研修環境は？

初期研修病院は，マッチング制度が開始された2004年度より，いわゆる市中病院が人気の傾向となっている．すべての条件を満たす完璧な研修病院は存在しないため，初期研

修の2年間で自分なりの目標を満たせる条件の施設を探すことが肝心である．

　医学生にとって，大学でのBSLや病棟実習が始まると，日々多忙ななか，志望する初期研修病院を長期に見学するのは難しいのも実情である．他方，短期間の病院見学では，その施設の研修の全容を知ることも難しい．

　そのため，希望する研修施設に知り合いの先輩などがいれば話を聞いてみるとよい．見学だけでは知ることのできない内情を知ることができる．また，最近は医学生を対象にした勉強会などで情報を交換することもできる．著名な指導医の在籍する病院は知名度も高いことが多いが，反面，そのようなロールモデルとなる指導医から直接指導がいただける機会がどれくらいあるのかは確認しておく必要がある．

研修環境を選ぶポイントは？

　筆者は，研修の環境を選ぶ際のポイントとして，以下の4つをあげたい．

> ① 病歴，身体診察，グラム染色を病院全体として大切にしているか
> ② 経験できる量と質のバランスが良いか
> ③ 検査結果や臨床経過を予想しているか
> ④ 目標となる少し学年が上の先輩が多いか

❶ 病歴，身体診察，グラム染色を病院全体として大切にしているか

　病歴，身体診察，グラム染色は，初期研修中にしっかり学んでおきたい項目であり，最初に大切にする姿勢を身に着けておかないと，経験を積んでから学び直すことが難しい．

　Review of Systemsを含めた病歴を適切な時間内に聴取し，呼吸数を含めたバイタルサインから病態を予想し，視診・触診・聴診・打診を含めた身体診察を的確にとっているか．また，感染症が疑われる際に研修医自らがグラム染色を行っているか，行える環境があるか，それらをもとに指導医と一緒に臨床診断を下し，指導医から適切なフィードバックがあるか，がポイントとなる．

　病院内で，特定の科がそれらを重視している施設は散見されるが，研修病院全体でその文化を共有できているかが大切である．これらの項目は，終生鍛錬が必要なことであるが，大切さを学ぶことができるのは，医師として歩み始めたときが最適である．それらの所見に基づいて，現場で臨床決定が変化していくダイナミクスを体感しておくと，その有用性と限界を知ることができる．これらの項目は，高価な検査機器や設備に依らないため，大

規模な大学病院でも，離島の診療所でも役立てることができる．早期にこれらを学びたい医学生は日本全国で行われる"闘魂外来"や獨協医科大学病院総合診療科で行われる"とらのこ★外来"への参戦をオススメしたい［コラム『闘魂外来の始まり』p181参照］．

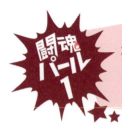

闘魂パール1　病歴，身体診察，グラム染色ははじめに身につけたい必須項目

❷ 経験できる量と質のバランスが良いか

次に，経験できる量と質のバランスが良いかを確認する必要があると考える．経験できる量とは，研修中に実際にどれくらい頻度の高い症候や疾患（common disease）を経験できるかである．そして，経験できる質とは，その症例に対してフィードバックがあるかどうかである．

一般に，初期研修中に多くの症例を経験できると謳っている研修病院も多い．しかし，経験した症例を経験のある指導医とともに振り返る機会とそこから学べるポイント（Learning point）を確認するプロセスが非常に重要である．そのプロセスを経験することで，その後研修が修了し，指導医のいない現場に立つ際も，生涯学び続ける姿勢が身につくようになる．

逆に大学病院では，市中病院であまり経験することのできない頻度の低い疾患（rare disease）を経験することができる反面，common diseaseの症例の経験が不足してしまう可能性がある．そのため，初期研修医が頻度の高い症候を偏りなく経験しているか，一例ずつ丁寧にフィードバックを受けているかといった点に注意を払う必要がある．

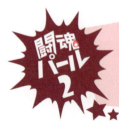

闘魂パール2　経験できる症例数，症例に対するフィードバックの有無をチェックしよう

❸ 検査結果や臨床経過を予想しているか

内科研修を含め，将来どのような専門科に進むとしても検査結果や臨床経過を予想する

習慣は大切である．指導医との回診において，検査提出の有無についてのみ聞くスタイルではこのような習慣を身につけることは難しい．検査結果が出てから次の行動を決める場当たり的な診療ではなく，指導医が研修医に対して考えられる鑑別診断や検査を提出した根拠やその予想について問うているか，予想に反した場合どうしてそのようになったか，病歴や身体診察の不足があったか，を一緒に振り返る．そのような習慣を身につけることで，研修修了後も経験した症例から自ら振り返り，病歴聴取や身体診察といったスキルを生涯かけて磨いていくことができるようになる．

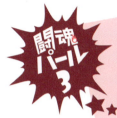

闘魂パール3 検査結果や臨床経過を予想しているか，予想に反した場合どうしてかを考える習慣を身につけることが大切である

❹ 目標となる少し学年が上の先輩が多いか

そして，一番大切だと考えていることは，1, 2年上の先輩医師を見て，「1, 2年後に自分もこのような姿になりたい」と思う方が多いかである．1, 2年後はちょうど研修の半ばもしくは，初期研修の終わりかけの時期であり，近未来の自分の姿を具体的に思い描けるかが重要である．著名な指導医が在籍する研修病院も良いが，実際に現場で働き，一緒に時間を過ごすのは，このような少し学年の上の先輩である．先輩医師が皆教え合う姿勢があるのか，大変であっても楽しそうか，気が合いそうか，といった点をみる必要がある．

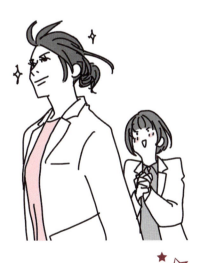

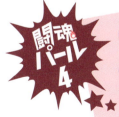

闘魂パール4 「1, 2年後に自分もこのような姿になりたい」と思う少し上の先輩医師が多いかがポイントである

ここまでをふまえて，
- ある程度症例の偏りの少ない，地域にある中核となる市中病院

もしくは
- 大学病院であれば，病院全体で病歴・身体診察といった指導体制の確立している研修病院

をオススメしたい．

2017年11月現在，医学生や研修医向けに研修病院の選び方やキャリアパス，研修期間の過ごし方について解説を含む本も多くある．例えば『研修医になったら必ず読んでください．』[1]，『若手医師のためのキャリアパス論〜あなたの医師人生を10倍輝かせる方法』[2]や『医師人生は初期研修で決まる！って，知ってた？』[3]，『研修医のアタマと心とからだ〜モヤモヤ研修生活をどう乗り切るか？』[4] などがあり，それらも併せて参考にするとよい．

おわりに

筆者はどんなに制度や時代が変化しても，医師として求められる"臨床力"は変わらないと考える．"臨床力"とは，決して高価で特別な医療機器を用いて検査や治療を行うことだけではない．まずは，低侵襲・安価・反復可能な病歴，身体診察，検査を中心に総合的に診断し，状況に応じた最も適切な介入をし，再評価をすることである．そして，検査前確率を高めたうえで，必要な患者さんには適切なタイミングで追加の特別な検査や治療を行う判断ができることである．そのためには，病歴，身体診察，検査，それぞれの利点とその限界を知ったうえで，総合的に判断する力を身につける必要がある．

また，検査や治療を行うことでの患者さんへの影響，ひいてはその家族，地域，大きくは国全体への影響を考慮できる"大局観"を培う必要がある．

翻って考えると，医学生や研修医の方のキャリアパスも自分自身に対する"大局観"なのではないかと思う．医師として踏み出す最初の数年が大切であることは大切であるが，小手先の経験や，目の前の派手さに気を取られすぎず，大きな流れの中で自分を捉える視点も保ちつつ，目の前の臨床現場に集中してもらえればと思う．

引用文献

1)「研修医になったら必ず読んでください。〜診療の基本と必須手技、臨床的思考法からプレゼン術まで」(岸本暢将，他/著)，羊土社，2014
→ 臨床現場での基本的な考え方やプレゼンテーションについて解説されている．
2)「若手医師のためのキャリアパス論〜あなたの医師人生を10倍輝かせる方法」(岡西 徹/著)，メディカルレ

ビュー社，2016
　　➡医師のキャリアパスについて多角的に解説されている．
3）「医師人生は初期研修で決まる！って，知ってた？」（志賀　隆/著），メディカルサイエンス社，2016
　　➡初期研修のポイントについてきめ細かなポイントを含め解説されている．
4）「研修医のアタマと心とからだ～モヤモヤ研修生活をどう乗り切るか？」（水野　篤/著），医学書院，2017

参考文献～もっと学びたい人のために
1）「臨床力ベーシック～マニュアル使いこなしOS（CBRレジデント・スキルアップシリーズ）」（黒田俊也/著），シービーアール，2004
　　➡すべての医学生が知っておくべき基本について解説されている．

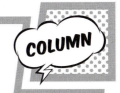

写真を撮ろう！

▶臨床現場で写真を撮る意義

これから，多くの患者さんの診療にあたるなかで，さまざまな身体診察やグラム染色と出合うだろう．その刹那を見逃さずに写真として記録を撮ると，後で比較したり，同席していない医師と所見を共有したりすることができる．後で記録をとろうとしていると所見が変化してしまうことも多く，記録をとろうと思った機会を逃さずに，**プライバシーや心情に配慮したうえで**記録する姿勢が大切である．身体診察やグラム染色は繰り返すことが容易であるため，治療前後の比較や経過を追って経時的に比較することができる．

このように，所見を記録しようとする感受性の高いアンテナを常に張るようにして日々の臨床に臨むと，いつもの臨床現場がまた一味違った新鮮さをもつようになる．そして，経験を積んでくると，そのように記録した写真を医学雑誌へ投稿するといったチャンスが巡ってくることもある．実際，多くの医学雑誌では，珍しい臨床所見や写真を掲載するコーナーがある．

▶見やすい写真を撮る工夫

記録の際は，後で見返してもわかりやすい写真になるようにいくつか工夫すべき点がある．例えば，片側の所見であれば，患側だけではなく，**①患側，②健側，③両方の入った写真を撮影**できると比較しやすい．また，頸静脈や隆起など写真にするとわかりにくくなってしまいがちな所見に関しては，横からペンライトで光を当てるなど写真としても見やすくする工夫も必要である．また，大きさが重要な所見では，横に定規などを置き，撮影時の大きさがわかるような指標を置いておくとさらにわかりやすい．また，最初の時点だけではなく，**経時的な記録も残しておくことで，変化を追うことができる．**

▶グラム染色を写真に記録しよう！

図3は，筆者の現在働く獨協医科大学病院総合診療科において，後期研修医が初期研修医にグラム染色を指導している場面である．

施設によっては，顕微鏡の上部にデジタルカメラが装着できるものもある．ただ，顕微鏡に装着できないからといって撮影を諦める必要はない．図4は，顕微鏡越しでの記録の撮り方を指

導している場面である．要領は，接眼レンズに対して軸を保ってまっすぐにアプローチしていく．もし，ぶれてしまった際は，手元で微調整してもピントを再度合わせることが難しいことが多く，最初のポジションに戻って再度アプローチしていくことをおすすめしたい．

図3　グラム染色の指導
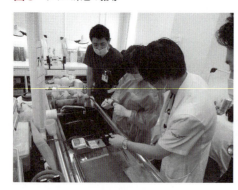

図4　グラム染色の写真を撮影
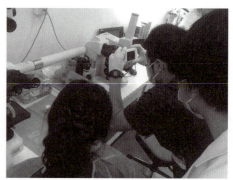

▶ 写真を撮る際の注意事項

臨床現場には痛みや不安を抱えている患者さんやご家族が多くいらっしゃるため，実際の診療が進んでいくなかで，プライバシーやご本人・ご家族の心情への配慮をしたうえで，ご承諾をいただいてから適切なタイミングに記録するようにしたい．特に身体診察の写真の記録に関しては，まずは診療，治療が最優先であり，それらが一段落したところで，写真としての記録をとるようにしたい．写真を撮る際は，「所見を後で比較するため」「他の医師と確認するため」といったその意義を十分に説明したうえで，患者さんやご家族から了承をいただいたうえで記録をとるようにしたい．また，記録したものはプライバシーに十分配慮し，インターネットやSNSでの公開や共有は避けることは言うまでもない．

検査室に行こう！

多くの研修病院では，院内に検査室や細菌検査室を有する．検査室側からすると追加の臨床情報があると，より的確な検査所見を出すことができる．研修医の指導に熱心な技師さんや，熟達した技師さんも多い．**時間を見つけて，血液塗抹所見やグラム染色所見，培養検査について検査室のスタッフとコミュニケーションをとることをおすすめしたい**．正式な検査所見として結果が出る前に，驚くほど多くの情報を検査室が有していることがわかる．

ただし，技師さんたちも多忙な業務時間を割いて対応してくださるので，技師さんたちの業務の負担にならないように，事前に連絡をいれたり，比較的時間に余裕のある時間帯に伺ったりと，失礼のないようにしたい．

闘魂外来の始まり

2008年当時,筆者は筑波大学の学生であり,筑波大学附属病院水戸地域医療教育センター 茨城県厚生連総合病院水戸協同病院の学生実習において,徳田安春先生に病歴聴取と身体診察の重要性を学ばせていただく機会を得た.その後も,当時毎週第1土曜日に徳田安春先生が当直されている際に,厚かましくも一医学生が押しかけてご指導をお願いし,ご快諾をいただいたのが闘魂外来のプロトタイプであった.

その当時は「闘魂外来」と命名される前であったが,とにかく実践的であった.徳田先生はじめ,スーパー指導医の監督の元,医学生が問診・診察を行い,アセスメント,プランまで考える.そして,プレゼンテーションを行い,そのフィードバックをいただく.今考えても非常に貴重な経験であった.机上で「考えること」と臨床現場を「走ること」を同時にすることがいかに難しいかを,元サッカー日本代表監督のイビチャ・オシムの言を借りると「考えながら走る」難しさと楽しさを学ぶことができた［※注:臨床現場で働くこと→ピッチで走ることの比喩のため,実際に臨床現場で「走る」のは急変時だけである.急変時以外に臨床現場で走ったら注意される(笑)］.

その後も同学年の友人とともに毎月押しかけ,稽古をつけていただき,興奮冷めやらぬまま帰路についていた当時が昨日のことのようである.その経験は以後の医師としての原点となっている.現在,指導医という立場で大学病院の総合診療科に所属しているが,当時学生であった自分から見ても恥ずかしくない指導が学生や研修医にできているか常に襟を正している.その影響もあり,獨協医科大学病院総合診療科でも当時の闘魂外来のOB・OGらで行われる"とらのこ★外来"を立ち上げている.興味のある学生や研修医の皆さん!全国各地で行われる"闘魂外来"や"とらのこ★外来"にぜひ参加しよう!

終章 初期研修医, 専攻医になるときの心構え
ハイパフォーマーを目指せ！

徳田安春

　研修医のときの臨床的パフォーマンスの伸びは凄まじい．専攻医でもそうだ．いかなる分野でもトレーニングの初期のパフォーマンスの伸びは著しい．しかしながら，その伸びは通常プラトーに達する．逆に長い年月が経つとパフォーマンスが低下することもある．単なる"経験者"だ．

　なぜそうなるのか．それは自己実現システムとしての勉強法を自ら確立していないためだ．本書を買い求めた人は皆，年数とともに成長していくハイパフォーマーになりたいであろう．最後のこのチャプターでは，ハイパフォーマーになるための方法を伝授する．

　1つ目はOsler式勉強法だ．Osler先生は1919年に他界された臨床医学の父である（図1）．日野原重明先生が翻訳されたOsler先生の講演集『平静の心』には，Osler式勉強法が詳しく記載されている[1]．この講演集はもともと医学生に対する授業内容を本にしたものだ．この勉強法を若い頃から実行していた日野原重明先生は日本屈指のハイパフォーマンス臨床医となった．

図1　William Osler先生の教育回診

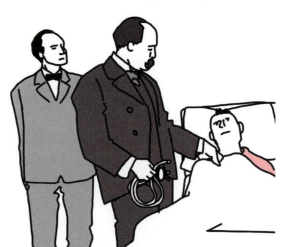

2つ目はプロフェッショナル・インテリジェンス．ここでのインテリジェンスは知能指数や知識の数量を表しているのではない．医の倫理と哲学である．医療はサイエンスだけでは成し得ない．アートとしてのインテリジェンスが必要なのだ．この最終稿ではこれらについてみてみよう．プロフェッショナル・インテリジェンスに関してはケーススタディーをベースにみていく．

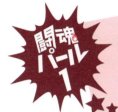

Osler式勉強法とプロフェッショナル・インテリジェンスの実践によりハイパフォーマーになれる

Osler式勉強法その一：超然の術

　超然とは英語でデタッチメント（detouchment）．一般社会の誘惑から自分自身の身を超然させるということだ．一般社会に誘惑は多い．飲酒や薬物などへの依存，パチンコやスロットなどのギャンブル．病院の内外には若い異性の人々で溢れている．夜の繁華街に出て遊びたくなる気持ちも理解はできる．

　しかしながらOsler式勉強法ではそのような誘惑からデタッチメントすべきとしているのだ．簡単なマニュアルや日本語の雑誌を読んで満足し夜の繁華街に繰り出すのではなく，夜中に部屋にこもって，医学書や論文を原書で読む．そういうことなのだ．

　よく考えてみよう．あなたはプロフェッショナルを目指すのだ．マニュアルや簡単な日本語雑誌のみを読んでプロフェッショナルになれるのだろうか．そこに書かれていることは二次情報ないしは三次情報でありノイズが多い．シグナルノイズ比を上げることがプロフェッショナリズムにつながる．いつまでもマニュアルや簡単な雑誌だけを読んでいたらノイズのみを抱えたアタマで診療することになるのだ．

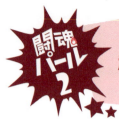

超然の術で世間の誘惑から逃れる

Osler式勉強法その二：徹底の術

　この術は非常に大切である．なぜならこの術を採用することによりヤブ化を防ぐことができるのだ．物事を把握するためにはその原理や機序までを理解して初めて生きた知識となる．原理や機序を理解せずに知識を増やそうとするとそれは暗記になる．単なる暗記は生きた知識ではない．

　医学部で最初に習う解剖，生理，生化学の教科書を机の上に並べておこう．自分自身が担当した患者さんの病気について臨床医学の本を調べた後は，それに関連する基礎医学の項目まで調べて理解することに努めるのだ．

　基礎医学の進歩も早い．プロフェッショナルであるならば，ネイチャーやサイエンスなどの一流科学雑誌に掲載されるような基礎医学領域の新しい発見や発明に対しても関心をもつことをおすすめする．

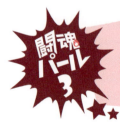

徹底の術でヤブ化を予防する

Osler式勉強法その三：謙遜の術

　デキレジは誰，そしてヤバレジは誰，などという会話が研修医の間でなされることがよくある．同期の中で少しでも優秀であると思われたい気持ちは理解できる．しかしながら初期研修医やシニアレジデントの段階でデキレジといわれても，将来ハイパフォーマーに

なるかどうかは不確実である．

むしろ，ヤバレジと言われても，いろいろな知識をありとあらゆる職種の人々から積極的に吸収するくらいの，謙遜の術をもつことをおすすめする．「この人は何でも真剣に聞いてくれる」との評価があると，いろいろなことを教えてくれる人々が周りに集まるのだ．薬剤師，検査技師，看護師，理学療法士，などの人々から得られる知識は貴重だ．

指導医はヤバレジとデキレジを区別はしない．それよりも医療チームのメンバーの人々からの話をよく聞いてくれるレジデントが好かれるのだ．指導医の言うことを聞かないデキレジは患者さんの言うことも聞かないことが多い．患者さんとのトラブルも多いデキレジもいる．知識や技術がいくらあっても患者さんと十分に良好な対話ができないのは真に優秀な医師とは言えない．若い間は謙遜の術をもって周りの人の話をよく聞くことに専念すべきだ．

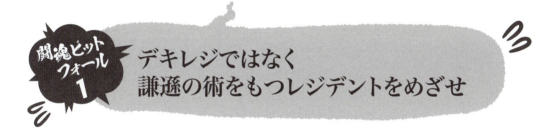

闘魂ピットフォール 1　デキレジではなく謙遜の術をもつレジデントをめざせ

プロフェッショナル・インテリジェンス

ここではケーススタディーに基づいて解説する．

CASE ❶

あなたは，赤字経営で苦しむ病院に勤務している医師である．経営状態を良くしたいのことで，「外来や入院での検査のオーダーを増やしてほしい」との指示が院長と事務長からあった．さてあなたはどう対応すべきでしょうか．

➡ CASE ❶の解説

患者さんの症状や所見に基づいて，ある検査の適応があればもちろんその検査を行うべきである．しかしながら，適応もない検査を過剰に行うのは患者さんの有害事象を増やすリスクを高める．また，検査コストもかかり，患者さんの自己負担を増やすだけでなく社会全体全体の医療費も増えてしまう．そもそもわれわれ医師は誰のために仕事しているの

だろうか．まず第一に患者さんと社会のためである．もちろんわれわれの給与は病院から支払われているのだが，医師にはプロフェッショナルとしての役割が社会から求められているのである．過剰な検査はときとして症状のない病変を見つけることがあり，これを精査するために侵襲的な検査を追加せざるを得なくなることがある．そのような侵襲的な検査を行うと一定の割合で偶発性を起こすのだ．ときには死亡することもさえもあるのだ．

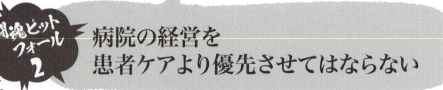

病院の経営を患者ケアより優先させてはならない

CASE 2

あなたは，救急外来である患者さんに薬の投与量を間違えて処方したことに気づく．アセトアミノフェンを1回あたり500 mg内服するところを1,000 mg内服と処方箋に記載してしまったのだ．幸い「1日3回までの内服」と記載していたので有害事象には至らなかった．しかしながらこの件について患者さんに正直に伝えるべきか悩んだ．

➡ CASE ❷の解説

患者―医師関係は信頼関係をベースに成立している．信頼関係の成立にはお互い正直であるということが条件となる．結果的に有害事象にならなかったとしても，診療内容にエラーがあったならば正直に患者さんに伝えるべきである．もしあなたが患者さんの立場であったならば，医師が正直でなかったら，どう感じるだろうか．医療安全の分野で確立している概念には，「患者さんに原則として常に正直に話すこと」がある．エラー事象が起こったときに，隠そう，隠そうとするとむしろ医療訴訟のリスクが高まるのだ．起こったことを正直にお伝えしてそのことに関して謝ることでほとんどの場合は問題なく済むのである．また，このような事象が起きたら，指導員に報告するだけでなく，インシデントレポートで病院内の正式な手続きを踏む必要がある．インシデントレポートの目的は再発予防である．吊るし上げや犯人探しなどではなく，今後同じようなことが起きないようにするためのメカニズムなのだ．

エラー事象を隠してはならない

ある休日に25歳の女性外来患者から電話がかかった．外線である．その患者さんは尿路感染症で外来診療でフォローしている途中であった．病院の近くの喫茶店で会いたい，と言われたのでそこに出かけた．喫茶店で話をした後にその女性にドライブに誘われ女性の車に乗った．途中でラブホテルに誘われた．さてあなたはどうすべきか．

➡ CASE ❸の解説

患者—医師関係は信頼関係がベースにあると前に述べた．ときに患者—医師が異性間の場合には，患者さんにとっての医師に対する信頼関係が愛情という感情に進展していくことがある．これを陽性の転移現象と心理学では記述される．信頼や尊敬も陽性の転移現象の1つであるがこれが愛情になることがある．これに対して医師も患者さんに愛情を抱くことがある．これは逆転移現象と呼ばれている．患者—医師関係が継続している状態ではそのような感情が出てくることがあるので恋愛関係になることがある．プロフェッショナル・インテリジェンスでは，患者—医師関係はプロフェッショナルとクライアントとの関係なのであり，恋愛関係に発展させてはならない．患者—医師関係を解消した後であれば許容される可能性はあるが，プロフェッショナルとクライアントの関係では避けるべきなのである．

クライアントとの恋愛関係は禁忌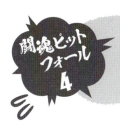

CASE 4

あなたは，40代女性の患者さんを軽い火傷で短期間入院治療していた．その患者さんは生活保護受給者であった．退院後のあなたの外来にその患者さんが入院証明書を持参してきた．そしてその患者さんが「生活が苦しいので入院証明書の内容を重症の火傷であったように記載して，"仕事ができない"という証明をしてほしい」と頼んできた．さてあなたはどうすべきか．

▶ **CASE ❹の解説**

虚偽の記載は避けるべきである．入院証明書や診断書は公文書として取り扱われるので虚偽の記載を行うと処罰の対象ともなり得る．医師は自分が担当する患者さんの健康や意思をサポートする立場ではある．しかしながら同時に必要なのは社会正義というインテリジェンスである．もし，われわれ医師がこのような社会的に不誠実な行動を皆がとるようになったら一体どういう社会になるのであろうか．医師に対するプロフェッショナルとしての信頼感が崩れることになるであろう．医師はモラルオーソリティーの役割をももっている．社会正義とモラルを意識した行動も常に求められているのだ．

闘魂ピットフォール 5 — 社会正義に反してはならない

CASE 5

あなたは病院の研修医である．あなたが外来を行っている最中に同期の医師から連絡があった．その医師は，「最近睡眠障害で悩んでいるので睡眠導入薬を1カ月分処方してほしい」ということであった．そして，「その内容に関してはカルテに記載しないように」と頼んできた．さてあなたはどうすべきか．

▶ **CASE ❺の解説**

診療した内容は診療録に記載しなければならない．また，診療せずに処方のみを出すことも禁じられている．同僚間の診療はなるべく避けた方がよい．このケースでは，指導医や他の病院の医師を受診するようにすすめるべきである．同僚や家族間の診療は通常の場

合，質の低い診療となる．診断の見逃しや診断の遅れ，不適切な治療などのリスクとなるのだ．そのため，自分の同僚医師だけでなく，できる限り自分の家族の診療も避けるべきである．もちろんこれは緊急事態は除いている．また離島診療所などで自分1人しか医師がいない場合も除かれる．

闘魂ピットフォール6　無診療処方は避ける

あなたは医学生で，麻酔科の臨床実習中のグループのメンバーである．ある指導医の質問に答えられなかった医学生に対してその指導医が厳しく叱責を続けている．エスカレートしてその指導医はついに目の前にある椅子を叩き壊した．

➡ CASE❻の解説

　これは医師の問題行動の事例である．このような武闘派の指導医はかつてかなり多く存在した．動物行動学ではアルファ・ボスともよばれている．しかしながら現代のプロフェッショナルとしては，問題行動であり不適切行動である．このようなシーンで直接そのような指導医に対抗措置をとることは大変危険である．医学生には指導教官や学部長がついているのだ．医師の問題行動は医療チームのパフォーマンスを低下させ患者安全にも脅威となり，患者アウトカムを悪くする．このような行動を黙認するのではなく，指導教官や医学部長にきちんと申告することが大人の医学生のなすべき行動なのである．

闘魂ピットフォール7　医師の問題行動を放置してはならない

おわりに

　この稿で述べた2つのシステムを採用することにより，あなたもハイパフォーマーへの一歩を踏み出すことが可能になるであろう．さて，闘魂外来や実践型臨床実習，または提唱研修を体験した皆さんは座学では得られない貴重な臨床体験をしたことと思う．黒川 清先生は，「教育は恩返しである」と述べられた[2]．良い教育を受けた人は，教育を施す立場になると自然と良い教育を実行するリーダーとなっていく．本書を読んだ皆さんが，闘魂外来での体験を受けて，次の世代に対しての教育リーダーとなっていけばわれわれ闘魂外来指導医グループにとって最大の喜びである．

引用文献
1）「平静の心〜オスラー博士講演集」(William Osler/著，日野原重明，仁木久恵/訳)，医学書院，2003
　→臨床医学の父と呼ばれているOsler先生の講演集の日本語版．講演のほとんどは医学生向け．この本の原書をみつけて日本の医師に広く紹介した故日野原重明先生の功績は大きい．
2）「規制の虜〜グループシンクが日本を滅ぼす」(黒川 清/著)，講談社，2016
　→組織社会におけるマインドセットによって誤った判断を行ってしまう状況を解説した本．独立した個人としての決断と行動をすすめている．

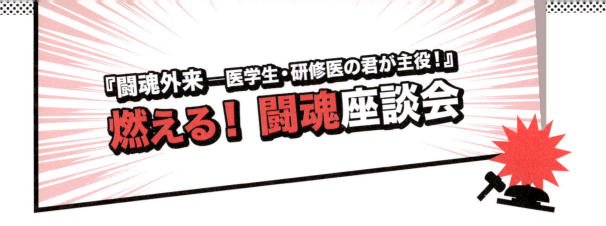

『闘魂外来―医学生・研修医の君が主役！』
燃える！闘魂座談会

『闘魂外来』のここが面白い！！

徳田 本日は単行本『闘魂外来』の座談会にお集まりくださり，ありがとうございます．集まっていただいたのは，闘魂外来の主要スタッフで，闘魂外来 医長の志水太郎先生，事務局長でアドバイザーの溝口博重さん，謎の覆面医師のドクターζ（ゼータ），そして闘魂外来 会長の徳田の4人です．今日は，なぜ闘魂外来が必要なのか，臨床実習・初期研修の問題点，これからの総合診療，などについてディスカッションしていきたいと思います．よろしくお願いいたします．

まず，闘魂外来とは医学生が診療に参加する"実践型"の臨床実習ですが，この闘魂外来方式の臨床実習が必要な理由についてお話しいただきたいと思います．ドクターζ，いかがでしょうか．

Dr. ζ（ゼータ） 逆に言えば，闘魂外来方式以外の実習が有効なのかということですよね．実践以外の実習は実習なのでしょうか？闘魂外来方式がデフォルトで，Osler先生の時代からそうでしたし，元に戻っているのだと思います．

徳田 そういう意味では原点回帰ですね．志水先生はいかがですか．

志水 はい．端的に言えば「医者は現場でしか成長しない」．だから現場での実践以外はあり得ないと思います．

徳田 やはり原点回帰ということですね．では溝口さん，事務局長でありアドバイザーという立場から見てどうでしょうか．

溝口 闘魂外来には，いろんな大学や病院から学生や医師が集まるので，他流試合というか，普段とは違う環境になります．自分のグループの中で一番だと思っている人でも闘魂外来に来ると「全国にはこんな奴がいるんだ」という刺激を受けます．この刺激は同じ病院の中で行っている実習では絶対に受けられないもので，「負けられないからもっと頑張ろう」と次につながり，そこが闘魂外来の一番の意義かなと思いますね．

徳田 そういうことは大事ですね．やはりどうしても6年間同じクラスで過ごしていると，刺激がなく，テストさえ通ればよいという考えになって

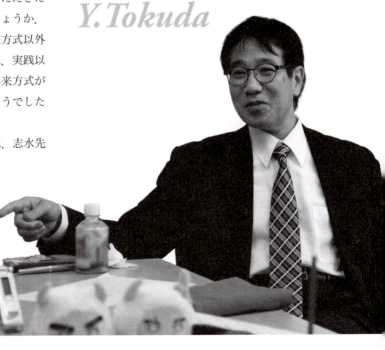

Y. Tokuda

しまって，一生懸命，仲間で勉強をし合うというマインドがなかなかもてなくなりますよね．

Dr.ζ 今の大学や医局もそうですが，他のいくつもの大学や医局とフリーに交流しているというのをほとんど見ないですよね．隣の大学の医学教育は何をしているかあまりわからないという状態がずっと続いてきていますし，他の先生がどんな医学教育をしているかすら知ることができないかもしれませんね．他の大学や病院と混じり合う闘魂外来方式が先駆けとなって，それをすべての医学教育機関が普通のこととしてやってくれるようになってほしいです．

徳田 病院内で隣の診療科がどのようにやっているかわからない．大学でも隣の医局がどういう教え方をしているか全くわかっていない．こういうことが日本全体で起こっていて，そのセクショナリズムを突破するのが，この闘魂外来であると．しかも「原点回帰」であり，もともと医学を勉強するのに最も理想的な場を提供しているということですよね．

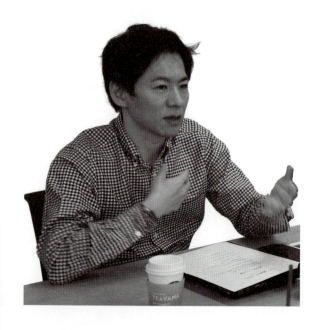

🔥 臨床実習はもっとよくなる！！

徳田 それでは「臨床実習での効果的な学び方」について教えてもらえますでしょうか．

Dr.ζ "効果的"という言葉が子どもっぽいですよね．効果的なんてない，効果的なことが患者さんの幸せにつながるのかと．

徳田 なるほど，効果的という言葉を使うなと．"効果的"と言うと「得をしよう」という心が垣間見られますね．愛がない．

Dr.ζ そうです．その向こうに患者さんが見えていない．実は今の臨床実習は臨床ではないし実習でもない．つまり，日本に正しい臨床実習はない．正しい臨床実習がないのに効果的な学びなんてない．前提が崩壊しているなかで効果的な学び方もないんですよ．

徳田 実は全国の大学でやっている実習というのは，そもそも真の実習ではないと．やはりそれを感じているからこそ，全国の医学生が闘魂外来に集まっているのではないかと思いますね．志水先生は今の臨床実習についてどう考えていますか．

志水 実際に臨床実習をやっている立場として，驚いたのがOSCEをやってフィジカルがとれるようになるか，というとそうではありません．実際にやってみないとできるようにならないんです．だから結局はストロングスタイル［※元プロレスラーのアントニオ猪木が提唱したプロレスのスタイルの1つ．実力主義のスタイル］で実践させることが必要です．

Dr.ζ おそらくどこかでストロングスタイルは必要でしょう．でも，今の医学教育ではストロングスタイルを極力避けようとしていますよね．

志水 していますね．じゃないとつぶれてしまうから．

Dr.ζ 全部ガチンコでやるかやらないかというのは結構重要で，有名な研修プログラムはガチそうに見えて逃げ場や楽しみを絶対に入れていますよね．闘魂外来も実際そうです．一般的にどんな人でも全部ガチでやってしまうと絶対崩れると思う．

徳田　あまりにもガチになると，関節技と寝技の応酬みたいになって，プロレス通の人は面白いですが，そうでないと見ている方も「このプロレスは，何やってんだ」と面白くないですよね．やはり楽しみが必要だと．溝口さんはどうですか，臨床実習について．

溝口　臨床研修病院を見ていると，臨床実習に限らず教育がなされてない，特にフィードバックができていないとよく感じます．学生や研修医に対してフィードバックを一切せず，評価も伝えず，「あいつは駄目だ」という結論を出してしまう．まず何が駄目なのかを教えてあげるのが教育だし，評価をしてあげないとモチベーションが上がりません．闘魂外来の素晴らしいところは，フィードバックがあるところです．適切なフィードバックと評価をしてあげれば，医学生って優秀なので，それがきっかけとなって自分で階段を昇っていきます．フィードバックと評価が臨床実習の効果的な学び方というよりも効果的なやり方ですね．

Dr. ζ　素晴らしいですね．教育に対する教育がないのが問題だと．われわれ教える側も教えることに関して他の指導医と「その教え方はどうか」とけんかをするんです．教えることそのものも闘魂なんですよね．

徳田　教える方も，そのスタイルを磨き上げるためには，お互いのフィードバックがやはり大事ですね．

Dr. ζ　たぶんフィードバックに対するフィードバック，そのフィードバックのしかたは日本の医学教育でもまだまだ甘いかあまり行われていないと思います．

徳田　そうですね．評価がルーチン化されていませんよね．予備校講師の林修先生みたいに，教育の業界で鍛えられた人はティーチングスキルがすごく高いですよね．

志水　それでは，ティーチングの評価システムを闘魂外来でつくりますか．

徳田　それはいいですね．

初期研修ではメンターを見つけよう！

徳田　では次は初期研修の課題について，ドクターζ，いかがでしょうか．

Dr. ζ　これから初期臨床研修はもっと緩くなると思います．というのは，40時間ルールが厳密化されて，5時になったら帰るというのがこれからのスタンダードになり，初期研修の2年間での学びがどうしても薄くなってしまうからです．だから学生時の闘魂外来が必要になると僕は考えています．大学病院の近くに臨床を医学生に教えたい指導医がいて，医学生にもっと集まってもらいたい病院が絶対にあります．そこを見つけて，空いた時間にその病院の救急外来や初診外来，病棟に行って，まずはそこで大学の先輩のシャドーイングから始めて，闘魂外来を開拓してくださいと僕はいつも学生に言っています．

徳田　初期研修が今後，ルールで縛られていくなかで，やはり個人個人がどのように突破口を見出すかというのは大事ですね．学生から初期研修までを一連の流れと見て，自身の勉強をどう組み立てていくかということを学生の頃から考えるべきだと．志水先生はどうですか，初期研修の今後の行方について．

志水　ドクターζが仰っているように，残念ながら初期研修に多くは求められません．1〜2カ月の短いローテート期間で総合診療の「幅広く診る」という面白さを見せながらも，総合診療科を回ったと言えるだけの最低限の実践的な知識や考え方を身につけてもらわなければいけません．そのためには脊髄反射です．つまり千本ノックのように，「高カリウム血症でやることは？」とか「尿路感染症の起因菌は？」と問題を出して，それにパパパッと反射的に答えられるようにするんです．1カ月だとどうしてもそうなりますね．そこができないことには話にならないですから．

徳田　溝口さん，初期研修についていかがでしょうか．

溝口　初期研修では2年間，ずっと相談相手になってくれるメンターを決めて，その人の後ろを

ずっと付いて歩くということをしてほしいと思いますね．ローテートのたびに上司が代わって，その上司ごとに教え方が違うし，フィードバックもないし，上司ごとのやり方に合わせて初期研修をやっていくと，どういうスタイルで診療してよいかもわからない状態で3年目になり，そこでいきなり独り立ちしろと言われても難しいと思います．だから初期研修医の方はメンターを決めてほしいと．そして，メンターとなった人は初期研修の2年間で医師としての楽しさ，医療の面白さを教えることを大事にしてほしいと思います．

徳田　メンターは大事ですね．ただ1カ月単位のローテーションだとメンタリングする人も困りますよね．1年くらい先輩が付いて教えるというのはできそうですか？要は，長期間，同じメンターをつけることです．

志水　すごく限られてはいますがお兄さん・お姉さん役をやりたいという人はいますので，できると思います．つまり科を横断したチーフレジデントをつくればいいと思います．

徳田　そうですね．ただチーフレジデントになってもらっても，ちゃんとメンタリングしてくれない人もいますよね．

Dr.ζ　これから新専門医制度が始まるので，チーフレジデントをすることによってその後の自分のキャリアが選びやすくなるようなメリットを与えればいいんじゃないですか．

徳田　そうですね，アドバンテージを与える仕組みがあるとよいですよね．世界的にはチーフレジデントを務めたらみんなからリスペクトされて，履歴書に書けるくらいすごいことです．ところが日本では「何ですか，それは？」みたいになってしまうので，そこを改善できるといいですね．

総合診療の明るい未来

徳田　今後，日本の総合診療はどうなっていくでしょうか．

Dr.ζ　さらにガラパゴス化していくのではないかなと思います．それは別に悪いことではなくて，古くから総合診療が確立している他の国のシステムのいいとこ取りもして，日本のあるべき総合診療を歩めばいいと思います．そして僕らの下の世代もこれからどんどん出てきますので，確実に世代が代わります．彼らに非常に期待していますし，どのように総合診療の世界が変わっていくか本当に楽しみです．今後の総合診療への心配は全くないです．一方で，学生さんや研修医の先生から「キャリアプランがないから総合診療へ行けない」と聞くことがあります．そういう人は総合診療に来ないでほしいと言いたい．「キャリアプランを自分でつくれる自由があるからこその総合診療」であって，「自分で自由に」キャリアプランを作ることのできる数少ない科の1つだと思っています．そのための総合格闘技，そのための総合診療です．自由が好きという人にぜひ来てほしいと思います．すべてかっちり決められていて，それに乗っかって進んでいきたいという人には総合診療は全く不向きです．

徳田　総合診療の醍醐味は，毎日の診療にもありますね．今日どういう患者が来るかもわからない

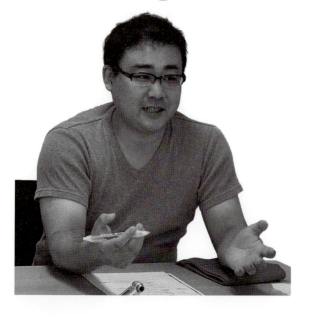

H.Mizoguchi

けど，とにかく断らないで全部受け入れる．それが楽しいじゃないですか．スペシャリティーがどんどんサブ化すると，予約制，紹介制で「この病気しか診ない」となっていきます．そういうキャリアプランもいいかもしれないけど，それが面白くないという人が総合診療に向いていると思いますね．未来を自分で切り拓く．この醍醐味を味わいたい人が，総合診療に来てくださいと．志水先生はどうですか．日本の総合診療，特に大学という視点から．

志水 仰るとおりで，総合診療は一言で言うと，予測不能な領域で予測不能が専門です．その予測不能が興味に勝って，人によっては面倒，怖い，ということもあるかもしれません．世の中から見ると総合診療はすごくニーズがあって，人気もありますが，初期研修医から見れば「体験はしたいけど自分の専門としてはちょっと…」という人が多いのかもしれません．獨協医科大学の場合，40年間，総合診療がなくて，今まさに立ち上げを行っているのですが，総合診療の文化が大学に浸透するのに恐らく5年程度はかかると思っています．総合診療がある環境で入学した学生が研修医になるのが5年後だからです．だから文化が根付くまでの5年間，獨協の卒業生で総合診療科に入局する人はいないかもしれません．でも，私たちの独自性を面白いと思ってくれる人がうちに来てくれて，ほかの総合診療科も別のよさがあると思いますので，それでもよいかもしれません．要は今は総合診療全体が盛り上がることが大事だと思います．自大学の卒業生を囲い込むというより，総合診療においてはディセミネーション（流布）の時期という見かたもあると考えています．

徳田 囲い込みをしないという観点が必要ですね．溝口さんは今後の総合診療をどう考えますか．

溝口 新専門医制度で基本領域の19個目の新しい専門医として総合診療が入りました．でも，これからの社会で総合診療医が大事だと言っているのに，なぜ19分の1でいいのかと思いますね．基本領域は「総合診療」と「その他の診療科」であ

り，日本の医者の半分は総合診療科でいいと私は思っています．もっと言うと，需要に対して供給が追いついていない総合診療医を育成するために，国策として医学部に行ったら総合診療医になりなさいという話をしなきゃいけないですし，臨床の勉強も十分重要ですが医学生に対しても医療政策の話をすべきなんですよ．「今，日本の社会はこういう状況で，こういう医者が必要だから，こうなってほしい」という話を．

徳田 ニーズの話をしないのはおかしいですね．そのために医者が必要であり，医学部があるんですから．

溝口 そうなんですよ．社会構造に対して医師というニーズがあるのに，その教育は一切されません．だから，まず医学生に対して総合診療医はこれからの主役であり，いかにこれからの日本にとって重要なのかという教育をしていく．仮に臓器別専門医になったとしても，総合診療医がいないとそもそも臓器別専門医の仕事が成立しないことをわかってもらわないと．その教育をすることが非常に大事だと思います．

Dr.ζ いろいろな大学にお伺いした際，学生さんにこれからの日本の医療がどんどん変わってい

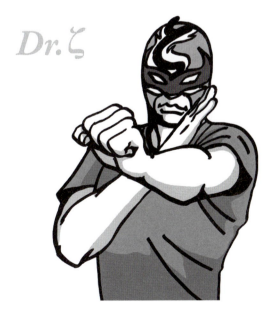

くということと総合診療の重要性の話を必ずさせていただきます．どこでも何回も繰り返ししています．これからは高校生や予備校生にも話をしていきたいと思っていまして，先日は母校で話をしてきました．

溝口　繰り返しやっていくというは大事ですよね．

医学生・研修医の君たちへ

徳田　最後に読者の医学生・初期研修医へのメッセージをもらいたいと思います．

Dr.ζ　伝えたいのは「自由だ」ということです．あなたは自由で，そして世界中にはもっともっといろんな世界が広がっているから，それをいっぱい見てきてください．必ずやその経験は患者さんのために繋がり，間違いなくいろんなところで生かされます．この最高に楽しく面白い世界はどこまでも大きく広がり，いろんなところを見て，いろんな経験，活動をしてきてほしい．水野敬也さんの"夢をかなえるゾウ"の本からこの引用で締めくくりたいと思います．『世界を楽しんでや．心ゆくまで』

志水　キャリアの上では誰も自分のことを助けてくれないと思うんですよ．唯一，臨床医が頼れるのは自分の臨床力だけだと思います．その臨床力を鍛えるのに，日々の診療はもちろん，パブリケーションやリサーチもすごく重要だと私は思います．これから医療にもAIが入ってくるので，暗記能力ではなくてクリエイティブシンキング，問題解決型の能力が求められます．そういう能力を身につけるうえで，先ほどドクターζが仰っていましたが，やはり幅広い視野が必要だと思います．これからは既定路線はありません．だから危機感と，それから夢をもって頑張ってほしいと思います．

溝口　闘魂外来の主軸の先生方はコミュニケーションを非常に大事にされていると感じます．古い言い方ですが「口は一つで耳二つ」というように，話す以上に話を聞くということを医学生や研修医は心掛けてほしいですね．どうしても知識があるとしゃべりたくなるし実証したくなるんですが，自分がたくさん話すのだったら，その倍は聞くということを心掛けることによって，学ぶものが非常に多くなります．たぶん総合診療医として

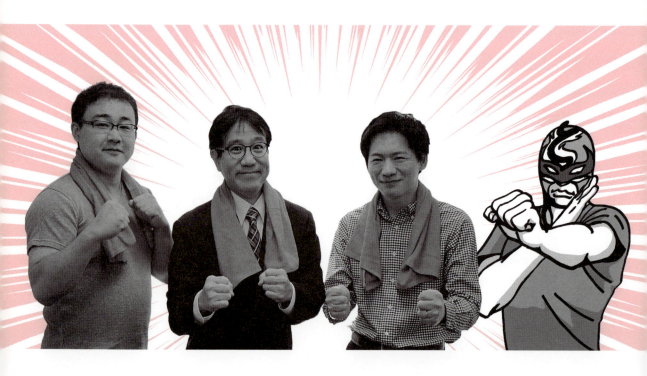

だけでなく人間としてもすごく成長していくんじゃないかなと思います．そこをぜひ心に留めてもらえると嬉しいです．

徳田　ありがとうございます．私からはですね，やはり闘魂外来で楽しく勉強できるのは，いろんな人とネットワークできるところだと思うんですね．いろんな大学・病院の医学生や研修医，指導医，そして闘魂外来のわれわれスタッフ，そういう人たちとネットワークができると，いろんなことにチャレンジする新たなモチベーションのスイッチが入ると思います．闘魂外来をこれからも各地で展開していきたいと思いますので，ぜひどんどん申し込んでください．闘魂外来じゃなくても，われわれが関与している病院でのカンファレンスやラウンドに参加したい，救急外来の当直に付いてみたいという方も歓迎です．そういう方も私や闘魂外来の先生たち，溝口さんとコンタクトをとってください．それでは皆さんのチャレンジを期待しています．どうもありがとうございました．

闘魂外来に参加した医学生から

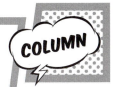

「闘魂外来の本を今度出す予定です」と闘魂外来に参加中の学生メンバーにお話ししたところ，ぜひ一言書きたいという学生さんがいました．卒前実習のあり方についても，関連させて書きたいとのことです．下記にお示しします．

私は，医学部生時代に徳田安春先生と出会い，闘魂外来を通して大きく成長できたと感じております．ここでは，日本の医学部で行われている医学教育の現状，そして私が闘魂外来形式の「真の」参加型臨床実習をおすすめする理由を紹介させていただきたいと思います．

最近の医学教育では，医学部の5～6年生は参加型臨床実習を謳っている大学が多くあります．そして，医学生には臨床実習前に医学知識・臨床手技を確認する試験であるCBT（computer-based testing）およびOSCE（objective structured clinical examination）が課せられて，これに合格した学生がStudent Doctorとして臨床現場に立つことができるという制度になっております．これだけを聞くと，日本の大学での医学教育はしっかりとした教育制度が確立されているように思われますが，実情は非常に悲惨なものです．日本の大学の臨床実習でアメリカのようにベッドサイドで患者から学ぶという機会はほとんどありません．大学病院の実習で学生がベッドサイドに立つことは，非常に限られた条件（大学での授業時間内に，患者の同意・教員の許可を得られた場合）でのみ許可されます．許可されない場合は，

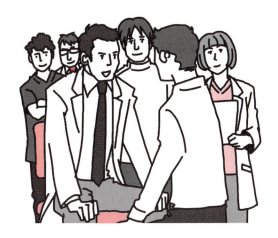

病棟から離れて大学の自習室に戻り，本あるいはビデオ講座でひたすら国家試験の勉強です．さらに6年生の夏以降になると学生が病棟に足を運ぶことはほとんどなくなり，自習室に引きこもり，一日中国家試験に向けての勉強をする生活が待っています．このように日本の医学部において学生は，大半の医学知識を患者からではなく，国家試験対策予備校の講師あるいは国家試験の対策本から得ているというのが現状です．学生間の知識や意欲のばらつきがあるという点で学生側にも問題があることは十分にわかっております．しかしながら，先ほど述べたような日本の医学教育システムのために，意欲のある多くの学生が臨床実習期間中にやる気をなくしている惨状を，私は数多く見てきました．そういう私も医学部に入ってはみたものの，モチベーションが保てずに1回留年しております．

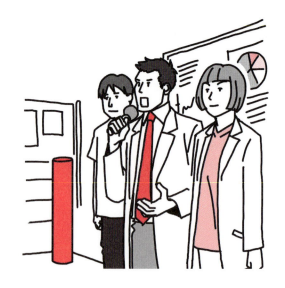

大学でもそれほど優秀でなかった私に大きな転機が訪れたのは，大学4年生の夏に近所の病院で開催された勉強会で徳田安春先生と出会ったときです．このとき私は徳田先生が全国的に有名な先生であることは知りませんでしたが，研修医のみならず学生に対しても熱心に教育されている徳田先生の姿を見て，この方はいずれ日本の医学教育を変えていこうという熱い心をお持ちである方だということを強く感じさせられました．これが，私の徳田先生との初めての出会いです．これ以降，私は機会があるごとに全国各地のいろいろな勉強会に参加させていただくようになりました．

徳田先生と一緒に学んでいくにあたり，欠くことのできないものが「闘魂外来」です．闘魂外来とは，全国の教育熱心な病院の協力のもと，指導医・研修医の指導を受けながら，学生が主体となって外来患者を診察するものです．私も闘魂外来において，非常に数多くの貴重な症例を経験させていただきました．本ではなく，自分で汗をかいて経験した症例は，いつまでも鮮明に記憶に残るものです．私も，自然気胸で来院した10代の女性，救急ヘリで搬送された心肺停止状態の50代男性など，闘魂外来で経験させていただいた症例は今でも鮮明に覚えております．極端な言い方かもしれませんが，闘魂外来での1日は大学での実習の数カ月にも勝るのではないかと思います．闘魂外来は将来の「真の」参加型臨床実習であり，いずれ将来の日本の医学教育を変えるものではないかと思っております．この本を手に取った皆さんは，是非この本を持って近くの病院で開催されている闘魂外来に参加してください．闘魂外来が皆さんにとって実りが多い実習になるものと私は確信しております．

....

医学生の熱いメッセージですね．今後の医学教育のあり方に一石を投じる意見と思います．今後の日本の医療の質を高めるためにも，医学教育のイノベーションを進めたいと思います．

（徳田安春）

索引

数字

1γ ……………………… 123
Ⅲ音聴取 ………………… 38
5D ……………………… 54
6H6T …………………… 75

欧文

A

ABCDEアプローチ …… 81, 82
Acute Care Surgery ……… 84
AED（automated external defibrillator）……………… 72
ALS（advanced life support）…………… 70, 74
american family physician ……………………… 161
AMR（antimicrobial resistance）対策 ……… 104
Asystole ………………… 74

B

background question ………………… 158, 160
Barré徴候 ……………… 43
BLS（basic life support） ………………… 70, 72
BLSアルゴリズム ……… 73

C

Canadian CT Head rule ‥ 65
Choosing Wisely …… 60, 104
Clear mind ……………… 22
clinical practice guideline ……………………… 161
Clinical Prediction Rule ‥ 65
common disease ……… 176
Compassion …………… 23
Concentration ………… 21
Control ………………… 21
CPA …………………… 118
CPR（cardiopulmonary resuscitation）‥ 69, 75, 119
CT ……………………… 65
Curiosity ……………… 23

D・E

detouchment ………… 183
Diagnostic Clue ……… 132
DynaMed ……………… 161
EBM（evidence based medicine）……………… 159
E-FAST（expanded FAST） ……………………… 60
empty can test ………… 64

F〜J

FAST（focused assessment of sonography for trauma）………………… 60
foreground question …… 158
GIM魂 ………………… 171
Guillain-Barré症候群 …… 139
How？クエスチョン ……… 25
JATEC® ………………… 60
JRC（Japan resuscitation council）………………… 70

L〜N

lung point ……………… 62
lung pulse ……………… 61
lung sliding …………… 61
Medscape ……………… 161
MRI …………………… 65
Negative ……………… 89
NPV（negative predictive value）………………… 90
NSAIDs ……………… 124

O

objective data ………… 129
OPQRST ……………… 51
Osler先生 …………… 182
overdiagnosis ………… 59
overmedication ……… 59

P

PEA …………………… 74
PECARN rule ………… 65
PICO ………………… 159
Pivot and Cluster ……… 48
Point-of-Care超音波 …… 59
PPV（positive predictive value）………………… 90
Pre-test probability …… 87
Primary Survey ……… 81

R

rare disease ………… 176
Resuscitation ………… 81
ROS（review of systems） ………………… 130, 175
rotator cuff tears ……… 64

S

S3ギャロップ ………… 11
seashore sign ………… 61
SEMPER PARATUS …… 76
Sensitivity …………… 89
SnNout ……………… 89
SpPin ………………… 89
SQ（semantic qualifier） ………………… 128, 136
subjective data ……… 129
systematic review …… 165

T・U

TOSSフレームワーク …… 51
Trauma Team Activation ‥ 81
UpToDate …………… 161

V〜Z

VF …………………… 74
Why？クエスチョン ……… 25
YouTube ……………… 13
ZPD（the zone of proximal development）……… 100

和文

あ行

アセスメント …………… 133
アセトアミノフェン製剤 … 124
圧迫解除 ………………… 74
アドレナリン …………… 119
アミオダロン …………… 119
アルファ・ボス ………… 189
アンピシリン …………… 122
アンピシリン・スルバクタム
　………………………… 122
医学部卒前教育 ………… 99
医桜 ……………………… 14
医師どうしの
　コミュニケーション … 151
医師の問題行動 ………… 189
異常所見 ………………… 30
一次救命処置 ………… 70, 72
医療従事者 ……………… 152
医療スタッフとの
　コミュニケーション … 153
医療訴訟 …………… 139, 186
医療チーム ……………… 12
陰性 ……………………… 89
陰性的中率 …………… 90, 91
陰性尤度比 ……………… 94
院長 ……………………… 153
咽頭痛 …………………… 144
咽頭痛の診察 …………… 35
受け入れ体制 …………… 78
エコー …………………… 59
演繹法 …………………… 48
オピオイド製剤 ………… 124
思いやり ………………… 23

か行

外傷患者 ………………… 77
外傷外科 ………………… 84
外傷初療 ………………… 81
外傷診療 ………………… 60
外傷チーム ……………… 79
ガイドライン …………… 161
学生時代 ………………… 168
過剰医療 ………………… 59
過剰診断 ………………… 59
過剰な検査 ……………… 186
風邪 ……………………… 143

画像検査 ………………… 59
カプノグラフィ ………… 75
看護師 …………………… 154
患者―医師関係 ………… 187
患者・家族への説明 …… 138
患者説明 ………………… 140
患者背景 ………………… 106
感染症 ………………… 35, 42
感染症診療 ……………… 104
感染症診療のロジック … 106
感染臓器 ………………… 108
眼底の診察 ……………… 36
感度 …………………… 87, 89
感度・特異度 …………… 85
カンファレンス ………… 152
鑑別疾患 ………………… 49
鑑別診断 …………… 10, 15, 46
感冒 ……………………… 105
偽陰性 …………………… 89
気胸 ……………………… 61
気道確保 ………………… 74
帰納法 …………………… 48
逆転移現象 ……………… 187
客観的所見 ………… 133, 135
キャリアプラン ………… 173
救急搬送 ………………… 10
急性心筋炎 ……………… 11
救命の連鎖 ……………… 70
胸骨圧迫 ………………… 72
偽陽性 …………………… 89
胸部 ……………………… 37
胸壁の動き ……………… 38
筋 ………………………… 38
クオリティの4C ……… 20
グラム染色 ………… 109, 179
軽症頭部外傷 …………… 65
頸静脈圧 ………………… 11
傾聴 ……………………… 155
系統的レビュー ………… 165
痙攣重積発作 …………… 120
ケースプレゼンテーション
　………………………… 128
ゲスト指導医 …………… 14
肩関節周囲炎 …………… 64
肩腱板断裂 ……………… 64
検査 ……………………… 86
検査技師 ………………… 154
検査後確率 …………… 87, 97

検査室 …………………… 180
検査前確率 …………… 87, 92
研修医 …………………… 14
研修医時代 ……………… 168
謙遜の術 …………… 184, 185
抗菌薬 ……………… 104, 110
抗菌薬処方 ……………… 105
抗菌薬適正使用 ………… 104
呼吸回数 ………………… 31
呼吸器 ………………… 33, 37
骨格系 …………………… 38
骨折 ……………………… 63
コミュニケーション
　…………………… 10, 138, 149
コモンディジーズ ……… 12

さ行

ジアゼパム ……………… 120
ジェネラリスト ………… 102
シグナルノイズ比 ……… 183
自己心拍再開 …………… 75
四肢 ……………………… 41
事前確率 ………………… 87
死戦期呼吸 …………… 70, 71
持続性めまい …………… 53
指導医 ………………… 12, 14
自動体外式除細動器 …… 72
事務長 …………………… 153
社会正義 ………………… 188
社会歴 …………………… 24
写真 ……………………… 179
重症患者 ………………… 78
重症多発外傷診療 ……… 78
主観的所見 ………… 133, 134
受診のタイミング ……… 143
循環器 ………………… 34, 38, 41
初期研修 ………………… 173
初期研修医 ……………… 173
処方カスケード ………… 116
神経 …………………… 38, 43
神経根障害 ……………… 44
人工呼吸 ………………… 74
診察所見 ………………… 30
心尖拍動 ………………… 38
身体診察 ………………… 33
診断精度 ……………… 87, 98
心停止 …………………… 70
心肺蘇生 …………… 69, 119

索引

INDEX

性行為関連の病歴 …………… 24
咳 ……………………………… 143
脊髄疾患 ……………………… 44
説明 …………………………… 138
セフトリアキソン …………… 122
第七感診察（セブンセンシズフィジカル）………………… 32
前失神 ………………………… 52
全身診察 ……………………… 32
蘇生 …………………………… 81
蘇生行為 ……………………… 83
蘇生戦略 ……………………… 82

た 行

退院後 ………………………… 152
対患者コミュニケーション …………………………… 151
大局観 ………………………… 178
耐性菌 ………………………… 104
第七感 ………………………… 30
体表解剖 ……………………… 40
多発外傷 ……………………… 77
チーム医療 …………………… 154
チオペンタール ……………… 121
超音波 ………………………… 59
超然の術 ……………………… 183
聴打診法 ……………………… 37
直観的診断 …………………… 49
強く・速く・絶え間なく …… 72
定式化 ………………………… 158
"適切な"圧迫位置 …………… 72
デタッチメント ……………… 183
徹底の術 ……………………… 184
頭位性めまい ………………… 53
頭蓋骨骨折 …………………… 65
頭蓋内 ………………………… 43
頭頸部 ………………………… 33
闘魂ナース …………………… 14
闘魂祭 ………………………… 16
頭部CT ……………………… 65
頭部外傷時 …………………… 144
特異度 ………………………… 87
ドパミン ……………………… 122
ドブタミン …………………… 122

な 行

内分泌 ………………………… 35
二次救命処置 ……………… 70, 74
ニフェカラント ……………… 119
尿管結石症 …………………… 124
脳梗塞 ………………………… 43
ノルアドレナリン …………… 122

は 行

敗血症性ショック …………… 122
バイタルサイン ……………… 15
ハイパフォーマー ……… 182, 190
場の支配 ……………………… 21
パルスチェック ……………… 71
バンコマイシン ……………… 122
非定式化 ……………………… 158
病原微生物 …………………… 109
病歴 …………………………… 19
病歴のとり方 ………………… 18
フィードバック ……………… 173
フィジカル …………………… 30
フィジカルアセスメント …………………………… 13, 20
フィジカル診断 ……………… 15
フォローの説明 ……………… 143
副作用 ………………………… 116
腹痛 …………………………… 144
腹部 ……………………… 39, 41
腹部血管 ……………………… 40
腹部の触診 …………………… 40
浮腫の触診 …………………… 42
フレーム法 …………………… 50
フレームワーク ……………… 50
プレゼンテーション ………… 127
プロフェッショナル …… 186, 188
プロフェッショナル・インテリジェンス …… 183, 185
プロブレムリスト …………… 173
プロポフォール ……………… 121
平衡障害 ……………………… 53
平静の心 ……………………… 22, 182
勉強のしかた ………………… 168
報告・連絡・相談 …………… 152
ホスフェニトイン …………… 120

ポリファーマシー …………… 117

ま 行

マッチング制度 ……………… 174
ミダゾラム …………………… 121
脈なしVT …………………… 74
めまい ………………………… 47, 52
メロペネム …………………… 122
免疫不全 ……………………… 107
メンター ……………………… 101
燃えるフィジカルアセスメント …………………………… 13
モラルオーソリティー ……… 188
問診 …………………………… 150

や 行

薬剤耐性（AMR）対策アクションプラン ……… 104
薬物相互作用 ………………… 114
薬物動態学的相互作用 …… 114
薬物療法 ……………………… 113
薬力学的相互作用 …… 114, 116
ヤブ化 ………………………… 184
尤度比 …………………… 87, 94
有病率 …………………… 87, 92
陽性的中率 ………… 87, 90, 91
陽性の転移現象 ……………… 187
陽性尤度比 …………………… 94

ら 行・わ 行

リドカイン …………………… 119
臨床疑問 ……………………… 166
臨床疑問の定式化 …………… 159
臨床研究 ……………………… 166
臨床現場の生きた問題 …… 170
臨床推論 ………………… 46, 48
臨床的パフォーマンス …… 182
臨床力 ………………………… 178
リンパ ………………………… 35
レベチラセタム ……………… 121
肋骨骨折 ……………………… 63
ワンポイントレクチャー …… 16

著者プロフィール

序章：闘魂外来前日の心構え，終章：初期研修医，専攻医になるときの心構え

編集

徳田安春（Yasuharu TOKUDA）
群星沖縄臨床研修センター長

沖縄生まれ，沖縄育ち．父親は貧しい漁師であったため，琉球大学医学部の学生時代はアルバイトによって学費と書籍代を自らかせいでいた．医学生の皆さんはプロフェッショナル・インテリジェンスを学習して，医師になってから実行することをおすすめします．

ROUND 1　病歴のとり方

志水太郎（Taro SHIMIZU）
獨協医科大学病院総合診療科

2009年に闘魂外来を徳田先生と立ちあげた．当外来のコンセプトはまさに総合内科の神髄である「予測不能を楽しみ，持てるすべての力を使い患者をケアし，ベッドサイドで学ぶ」を体現した教育の場である．
自分にとって闘魂外来の歴史は即ち徳田先生との日々であった．自分の最大の兄貴分であり，メンターである徳田先生と現場で背中あわせで闘うことのできた日々は一生の財産である．このような良き兄貴分，メンターを，皆さんもぜひ探していただきたいと願う．

ROUND 2　燃える！闘魂流フィジカル

平島　修（Osamu HIRASHIMA）
徳洲会奄美ブロック総合診療研修センター，
フィジカルクラブ部長

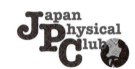

「手あての医療で溢れるセカイを目指して」全国に情熱（パッション）を届ける医師であり活動家．2012年，部活動で身体診察を学ぶ『フィジカルクラブ』を発足．部長として全国各地に身体診察のワークショップを届け，全国の医師，医学生の身体診察能力向上に尽力する．自らをブロンズセイントと呼び，コスモを燃やしゴールドセイントとの戦いに日々挑んでいる．「目覚めよ！セブンセンシズ！」
フィジカルクラブホームページ：https://www.physicalclub.org/

ROUND 3　臨床推論と鑑別診断

森川　暢（Toru MORIKAWA）
東京城東病院総合内科チーフ

医師8年目になりました．東京のコミュニティホスピタルで，外来・救急・病棟とシームレスに診療し，地域に貢献する働き方を楽しんでいます．当院は総合診療専門医の基幹施設として申請しています．一緒に，コミュニティホスピタリストを目指す仲間（スタッフ，後期研修医）を大募集しています！！

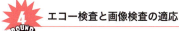

ROUND 4 エコー検査と画像検査の適応

北　和也（Kazuya KITA）

医療法人やわらぎ会やわらぎクリニック副院長
奈良県西和医療センター感染制御内科

患者さんの背景を含めた全身を診るのが好きで，これまで総合診療，救急，感染症科などで研鑽を積みました．現在は生まれ育った奈良で，父とともに地域医療に貢献すべく日々奮闘しています．闘魂外来には2012年から参加していますが，毎回新しい発見があり，自分自身も学びつつ教えつつ楽しみながら参加しています．ぜひみんなで一緒に診療しましょう！

ROUND 5 心肺蘇生

徳田隼人（Hayato TOKUDA）

健和会大手町病院救急科ER

ER型救急の現場では，多くの初期研修医の皆さんとの出会いもあります．自分が指導した初期研修医が各科後期研修医となり，今度は私に知識やスキルなどを教えてもらえる時が最高の幸せです．この幸福感を得るためには，初期研修の2年間を終えた皆さんに3年目以降も後期研修医として残ってもらう必要があります．リテンションを高め，魅力ある教育病院としての組織づくりを少しずつ行っています．一度見学に来てみませんか？

ROUND 6 多発外傷への対応

三宅　亮（Tasuku MIYAKE）

健和会大手町病院外科

専門：消化器外科/Acute Care Surgery/急性腹症
消化器外科領域とAcute Care Surgery領域を質の高いレベルで両立させるべく精進中．診断・初期診療・手術・集中治療・一般病棟治療・外来（・必要があれば化学療法・緩和治療）まで一貫して患者さんに可能な限り寄り添えるようにと考えます．この先，"マルチプレーヤー"と言われるか"何でも屋"と言われるか今後の努力次第だと思います．一緒に「Surgical generalist」を目指しませんか？お待ちしています．

ROUND 7 検体検査の適応と解釈

和足孝之（Takashi WATARI）

島根大学医学部附属病院 卒後臨床研修センター教育専任医師

2009年岡山大学医学部卒業（学士編入），'09〜'14年湘南鎌倉総合病院総合内科，'13年湘南鎌倉総合病院総合内科チーフレジデント，'14年東京城東病院総合内科副チーフ，'15年マヒドン大学臨床熱帯医学大学院，'17年ハーバード大学医学部ICRT修了，'16年より島根大学卒後臨床研修センター（現職）．

ROUND 8 感染症の診断と治療

忽那賢志（Satoshi KUTSUNA）
国立国際医療研究センター病院国際感染症センター

都会の真ん中でデング熱やジカ熱や誤嚥性肺炎や腎盂腎炎や梅毒を診ています．趣味はダニ収集と寺巡り．抗菌薬は使うよりも使わない方が難しいので，いかに使わないようにするかを常に考えて診療しましょう．

ROUND 9 薬物療法

高田史門（Simon TAKADA）
市立奈良病院総合診療科

臨床はもちろんですが医学教育にも強い興味があり，楽しくかつ学び多い教育を目指して院内の研修医とともに試行錯誤の日々を過ごしております．今回の『闘魂外来―医学生・研修医の君が主役！』を読んでもらえばわかるように，救急の現場は学びの宝庫であり，一例一例集中して診療にあたるだけで，とても多くのことが身につくと思います．日々"一診入魂"していってください！

ROUND 10 関西弁でやったれ ケースプレゼンテーション

水野　篤（Atsushi MIZUNO）
聖路加国際病院循環器内科・QIセンター

プレゼンはすべての基本です．日常会話も実はプレゼン．深いですが，ぜひ皆さんも闘魂パワーで努力し続けてください！

ROUND 11 患者・家族への説明とフォローアップ

岸田直樹（Naoki KISHIDA）
総合診療医・感染症医／感染症コンサルタント
北海道薬科大学客員教授
一般社団法人 Sapporo Medical Academy 代表理事

東京工業大学理学部中退，旭川医科大学医学部卒業．手稲渓仁会病院初期研修医，総合内科・医学教育フェロー，静岡がんセンター感染症科フェロー修了．手稲渓仁会病院総合内科・感染症科 感染症科チーフ兼感染対策室長を務めた後，医療におけるエンパワメントを推進する法人，Sapporo Medical Academy を設立してその代表理事となり，研修医教育，感染症コンサルタントとして活動．2017年より北海道薬科大学客員教授に着任するとともに，北海道大学医学院公衆衛生修士課程（MPHコース）で学んでいる．「自分が"面白い！なるほど！"と思った臨床の面白さを，ぜひ臨場感あふれる形で伝えたい」その思いがコアにあり活動．好きな言葉は「良き医学生・研修医教育が最も効率的な医療安全」．

著者プロフィール

ROUND 12 患者・医療従事者とのコミュニケーション

溝口博重（Hiroshige MIZOGUCHI）
NPO法人医桜（いざくら） 代表理事

青森県出身，1979年7月生まれ．闘魂外来事務局，燃える局長．
闘魂外来は，水戸協同病院で徳田先生がやられているのを知り，他の病院でも実施できないかと考え徳田先生に相談をし，快諾いただきスタートしました．水戸協同病院，茨城西南医療センターと茨城から全国へ広がった取り組みです．「実践的医学教育こそ，日本の医療界に必要不可欠」をキャッチフレーズに，全国行脚中．

ROUND 13 論文・医療情報の検索のしかたと読み方

片岡裕貴（Yuki KATAOKA）
兵庫県立尼崎総合医療センター呼吸器内科・臨床研究推進ユニット

臨床現場から臨床研究を発信するべく精進中．最近の興味はPython．皆さんの臨床現場は，未解決のforeground questionであふれています．その解決を通じて，一緒に現場を良くしていきましょう．

ROUND 14 学生時代・研修医時代の勉強のしかた

宮里悠佑（Yusuke MIYAZATO）
諏訪中央病院内科

2012年3月 大阪大学医学部卒業，'12年4月より箕面市立病院初期研修医，'14年4月より大阪急性期総合医療センター総合内科後期研修医，'17年4月より諏訪中央病院内科専攻医．
私のように「勉強が苦手」と思っている人に読んでいただけると嬉しいです．

ドクターζ（ゼータ）

"Sky is the limit and you know that you keep on just Keep on pressin' on"
— lyrics from "Keep on" by D-Train.

ROUND 15 初期研修病院の選び方とキャリアプラン

廣澤孝信（Takanobu HIROSAWA）
獨協医科大学病院総合診療科

筑波大学卒，沖縄県立中部病院での初期・後期研修を経て，沖縄県立八重山病院にて内科医として勤務後，2016年度より獨協医科大学病院総合診療科立ち上げにかかわらせていただいている．病歴や身体診察を中心とした総合診療，医学生や研修医教育に興味があり，闘魂を有する新進気鋭の皆さんとの邂逅を心待ちにしている．

闘魂外来—医学生・研修医の君が主役！
病歴・フィジカルから情報検索まで臨床実践力の鍛え方を伝授します

2018年2月20日　第1刷発行	
編　集	徳田安春
発行人	一戸裕子
発行所	株式会社羊土社
	〒101-0052
	東京都千代田区神田小川町2-5-1
	TEL　03（5282）1211
	FAX　03（5282）1212
	E-mail　eigyo@yodosha.co.jp
	URL　www.yodosha.co.jp/
装幀・本文デザイン	株式会社ビーコム
イラスト	前田佳香
印刷所	株式会社平河工業社

© YODOSHA CO., LTD. 2018
Printed in Japan

ISBN978-4-7581-1825-5

本書に掲載する著作物の複製権，上映権，譲渡権，公衆送信権（送信可能化権を含む）は（株）羊土社が保有します．
本書を無断で複製する行為（コピー，スキャン，デジタルデータ化など）は，著作権法上での限られた例外（「私的使用のための複製」など）を除き禁じられています．研究活動，診療を含み業務上使用する目的で上記の行為を行うことは大学，病院，企業などにおける内部的な利用であっても，私的使用には該当せず，違法です．また私的使用のためであっても，代行業者等の第三者に依頼して上記の行為を行うことは違法となります．

JCOPY ＜（社）出版者著作権管理機構　委託出版物＞
本書の無断複写は著作権法上での例外を除き禁じられています．複写される場合は，そのつど事前に，（社）出版者著作権管理機構（TEL 03-3513-6969，FAX 03-3513-6979，e-mail：info@jcopy.or.jp）の許諾を得てください．

プライマリケアと救急を中心とした総合誌

レジデントノート

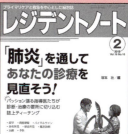

月刊 毎月1日発行　B5判　定価（本体2,000円＋税）

日常診療を徹底サポート！

医療現場での実践に役立つ
研修医のための必読誌！

医学生にも役立つ！

特徴
1. 医師となって**最初に必要となる"基本"や"困ること"**をとりあげ, ていねいに解説！
2. **画像診断, 手技, 薬の使い方**など, すぐに使える内容！日常の疑問を解決できる
3. 先輩の経験や進路選択に役立つ情報も読める！

☐ **年間定期購読料**（国内送料サービス）
- 通常号（月刊）　　　　　　　　　：定価（本体24,000円＋税）
- 通常号（月刊）＋WEB版（月刊）　　：定価（本体27,600円＋税）
- 通常号（月刊）＋増刊　　　　　　：定価（本体52,200円＋税）
- 通常号（月刊）＋WEB版（月刊）＋増刊：定価（本体55,800円＋税）

詳細はコチラ▶ www.yodosha.co.jp/rnote/

患者を診る　地域を診る　まるごと診る

総合診療のGノート

General Practice

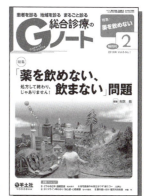

隔月刊 偶数月1日発行　B5判　定価（本体2,500円＋税）

あらゆる 疾患・患者さんを まるごと診たい！
そんな医師のための**「総合診療」の実践雑誌**です

- **現場目線の具体的な解説**だから, かゆいところまで手が届く
- 多職種連携, 社会の動き, 関連制度なども含めた**幅広い内容**
- 忙しい日常診療のなかでも, **バランスよく知識をアップデート**

☐ **年間定期購読料**（国内送料サービス）
- 通常号（隔月刊 年6冊）　：定価（本体15,000円＋税）
- 通常号＋WEB版※　　　　　：定価（本体18,000円＋税）
- 通常号＋増刊（年2冊）　　：定価（本体24,600円＋税）
- 通常号＋WEB版※＋増刊　　：定価（本体27,600円＋税）

※WEB版は通常号のみのサービスとなります

詳細はコチラ▶ www.yodosha.co.jp/gnote/

発行　羊土社 YODOSHA

〒101-0052　東京都千代田区神田小川町2-5-1　TEL 03(5282)1211　FAX 03(5282)1212
E-mail：eigyo@yodosha.co.jp
URL：www.yodosha.co.jp

ご注文は最寄りの書店, または小社営業部まで

羊土社のオススメ書籍

研修医になったら必ず読んでください。

診療の基本と必須手技、臨床的思考法からプレゼン術まで

岸本暢将，岡田正人，徳田安春／著

心構えから，臨床的な考え方，患者さんとの接し方，病歴聴取・身体診察のコツ，必須手技，プレゼン術や学会発表まで〜臨床医として一人前になるために，これだけは知っておきたいエッセンスを達人が教えてくれます！

- ■ 定価（本体3,000円＋税）　■ A5判
- ■ 253頁　■ ISBN 978-4-7581-1748-7

レジデントノート別冊
研修医になったら必ずこの手技を身につけてください。

消毒、注射、穿刺、気道管理、鎮静、エコーなどの方法を解剖とあわせて教えます

上嶋浩順，森本康裕／編

消毒，注射，採血，穿刺，気道管理，処置時の鎮静，エコー，除細動など，研修医がまず身につけたい手技について，現場のコツをお伝えします．最初に基本をしっかりおさえておくのが，できる研修医への近道です！

- ■ 定価（本体3,800円＋税）　■ B5判
- ■ 246頁　■ ISBN 978-4-7581-1808-8

医学生からの診断推論

今日もホームランかっとばそうぜ

山中克郎／著

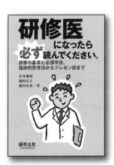

学生の頃からのトレーニングが臨床で活きる診断力をメキメキ向上させる！診断推論のテクニックや鍛え方だけでなく，患者さんとの向き合い方，問診のコツなど医師の仕事の流儀も伝授．診察手技が学べる動画つき．

- ■ 定価（本体2,500円＋税）　■ B6判
- ■ 159頁　■ ISBN 978-4-7581-1788-3

診断力を鍛える！症候足し算

症候の組合せから鑑別疾患を想起するトレーニング

山中克郎／監
北　啓一朗，三浦太郎／著

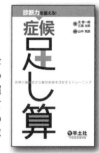

「疾患」とその疾患に特徴的な「症候」の組合せを足し算で表わした，診断力強化ドリル．300超の足し算式を22の主訴に分けて収録し，さらに確定診断のための「次の一手」や，各疾患の鑑別ポイントも掲載．

- ■ 定価（本体2,800円＋税）　■ B6変型判
- ■ 215頁　■ ISBN 978-4-7581-1817-0

発行　羊土社 YODOSHA
〒101-0052　東京都千代田区神田小川町2-5-1　TEL 03(5282)1211　FAX 03(5282)1212
E-mail：eigyo@yodosha.co.jp
URL：www.yodosha.co.jp/
ご注文は最寄りの書店，または小社営業部まで